Sitzungsberichte der Heidelberger Akademie der Wissenschaften
Mathematisch-naturwissenschaftliche Klasse

Die Jahrgänge bis 1921 einschließlich erschienen im Verlag von Carl Winter, Universitätsbuchhandlung in Heidelberg, die Jahrgänge 1922—1933 im Verlag Walter de Gruyter & Co. in Berlin, die Jahrgänge 1934—1944 bei der Weißschen Universitätsbuchhandlung in Heidelberg. 1945, 1946 und 1947 sind keine Sitzungsberichte erschienen.

Ab Jahrgang 1948 erscheinen die „Sitzungsberichte" im Springer-Verlag.

Inhalt des Jahrgangs 1960/61:
1. R. Berger. Über verschiedene Differentenbegriffe. (vergriffen).
2. P. Swings. Problems of Astronomical Spectroscopy. (vergriffen).
3. H. Kopfermann. Über optisches Pumpen an Gasen. (vergriffen).
4. F. Kasch. Projektive Frobenius-Erweiterungen. (vergriffen).
5. J. Petzold. Theorie des Mößbauer-Effektes. (vergriffen).
6. O. Renner. William Bateson und Carl Correns. (vergriffen).
7. W. Rauh. Weitere Untersuchungen an Didiereaceen. (vergriffen).

Inhalt des Jahrgangs 1962/64:
1. E. Rodenwaldt und H. Lehmann. Die antiken Emissare von Cosa-Ansedonia, ein Beitrag zur Frage der Entwässerung der Maremmen in etruskischer Zeit. (vergriffen).
2. Symposium über Automation und Digitalisierung in der Astronomischen Meßtechnik. Herausgegeben von H. Siedentopf. (vergriffen).
3. W. Jehne. Die Struktur der symplektischen Gruppe über lokalen und dedekindschen Ringen. (vergriffen).
4. W. Doerr. Gangarten der Arteriosklerose. (vergriffen).
5. J. Kuprianoff. Probleme der Strahlenkonservierung von Lebensmitteln. (vergriffen).
6. P. Čolak-Antić. Dreidimensionale Instabilitätserscheinungen des laminarturbulenten Umschlages bei freier Konvektion längs einer vertikalen geheizten Platte. (vergriffen).

Inhalt des Jahrgangs 1965:
1. S. E. Kuss. Revision der europäischen Amphicyoninae (Canidae, Carnivora, Mam.) ausschließlich der voroberstampischen Formen. (vergriffen).
2. E. Kauker. Globale Verbreitung des Milzbrandes um 1960. (vergriffen).
3. W. Rauh und H. F. Schölch. Weitere Untersuchungen an Didieraceen. (vergriffen).
4. W. Felscher. Adjungierte Funktoren und primitive Klassen. (vergriffen).

Inhalt des Jahrgangs 1966:
1. W. Rauh und I. Jäger-Zürn. Zur Kenntnis der Hydrostachyaceae. 1. Teil. (vergriffen).
2. M. R. Lemberg. Chemische Struktur und Reaktionsmechanismus der Cytochromoxydase (Atmungsferment). (vergriffen).
3. R. Berger. Differentiale höherer Ordnung und Körpererweiterungen bei Primzahlcharakteristik. (vergriffen).
4. E. Kauker. Die Tollwut in Mitteleuropa von 1953 bis 1966. (vergriffen).
5. Y. Reenpää. Axiomatische Darstellung des phänomenal-zentralnervösen Systems der sinnesphysiologischen Versuche Keidels und Mitarbeiter. (vergriffen).

Inhalt des Jahrgangs 1967/68:
1. E. Freitag. Modulformen zweiten Grades zum rationalen und Gaußschen Zahlkörper. (vergriffen).
2. H. Hirt. Der Differentialmodul eines lokalen Prinzipalrings über einem beliebigen Ring. (vergriffen).
3. H. E. Suess, H. D. Zeh und J. H. D. Jensen. Der Abbau schwerer Kerne bei hohen Temperaturen. (vergriffen).
4. H. Puchelt. Zur Geochemie des Bariums im exogenen Zyklus. (vergriffen).
5. W. Hückel. Die Entwicklung der Hypothese vom nichtklassischen Ion. (vergriffen).

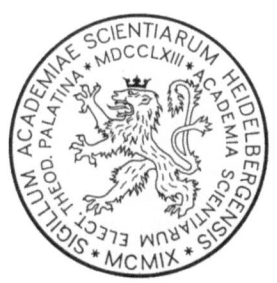

Sitzungsberichte der Heidelberger Akademie der Wissenschaften
Mathematisch-naturwissenschaftliche Klasse
Jahrgang 1977, 4. Abhandlung

W. Doerr J.A. Roßner

Toxische Arzneiwirkungen am Herzmuskel

Cardiovasculäre Therapie aus der Sicht
der pathologischen Anatomie

Mit 20 zum Teil farbigen Abbildungen

(Vorgelegt in der Sitzung vom 29. Oktober 1977)

Springer-Verlag Berlin Heidelberg New York 1977

Professor Dr. med. Wilhelm Doerr
Privatdozent Dr. Johannes Albrecht Roßner
Pathologisches Institut der Universität Heidelberg
Im Neuenheimer Feld 220–221
6900 Heidelberg

ISBN-13: 978-3-540-08604-8   e-ISBN-13: 978-3-642-46367-9
DOI: 10.1007/ 978-3-642-46367-9

Das Werk ist urheberrechtlich geschützt. Die dadurch begründeten Rechte, insbesondere die der Übersetzung, des Nachdruckes, der Entnahme der Abbildungen, der Funksendung, der Wiedergabe auf photomechanischem oder ähnlichem Wege und der Speicherung in Datenverarbeitungsanlagen bleiben, auch bei nur auszugsweiser Verwertung, vorbehalten.

Bei Vervielfältigung für gewerbliche Zwecke ist gemäß §54 UrhG eine Vergütung an den Verlag zu zahlen, deren Höhe mit dem Verlag zu vereinbaren ist.

© by Springer-Verlag Berlin · Heidelberg 1977

Die Wiedergabe von Gebrauchsnamen, Warenbezeichnungen usw. in diesem Werk berechtigt auch ohne besondere Kennzeichnung nicht zu der Annahme, daß solche Namen im Sinne der Warenzeichen- und Markenschutz-Gesetzgebung als frei zu betrachten wären und daher von jedermann benutzt werden dürften.

Universitätsdruckerei H. Stürtz AG, Würzburg
2123/3140-543210

Dr. Franz Heinrich Gross

o. Professor der Pharmakologie und Toxikologie
an der Universität Heidelberg

o. Mitglied der mathemat.-naturwissenschaftl. Klasse
der Heidelberger Akademie der Wissenschaften

dem Begründer der modernen Lehre von der Pathogenese
des arteriellen Bluthochdruckes

zur Vollendung des 65. Lebensjahres
am 14. Februar 1978

dankbar zugeeignet

Toxische Arzneiwirkungen am Herzmuskel

Dieser Abhandlung liegt ein Referat zugrunde, das W. DOERR unter dem Vorsitz von FRANZ GROSS auf dem 25. internationalen Fortbildungskongreß für Ärzte, veranstaltet durch die Bundesärztekammer, am 29. August 1977 in Meran erstattet hatte. Die Ausführungen haben durch ein am 30. August 1977 durchgeführtes Round-Table-Gespräch, gemeinsam mit den Herren H.-D. BOLTE (München), F.H. EPSTEIN (Zürich), O. KRAUPP (Wien) und F. NAGER (Luzern), – wiederum unter Leitung von F. GROSS – eine Ergänzung gefunden. J.A. ROSSNER hat die unerläßlich wichtigen elektronenmikroskopischen Befunde vorgelegt. Diese Geburtstagsgabe für Prof. Dr. FRANZ GROSS hat sich in mancher Hinsicht über den Status der Meraner Verhandlungen fortentwickelt. Sie ist bewußt kurz gehalten, bringt aber, wie wir hoffen, das Wesentliche.

Wird der Pathologe aufgefordert, etwas zu den Folgen einer Therapie zu sagen, erwartet man eine Stellungnahme zu zwei Fragen:

1. War eine bestimmte Therapie erfolgreich? War sie imstande, bekannte Krankheiten aus dem Panorama des Sektionsgutes zu eliminieren?

2. Hatte eine Therapie, möglicherweise zur falschen Zeit und in falschem Ausmaß angewandt, den Charakter einer Krankheit verändert (Pathomorphose) oder eine eigene pathologische Leistung verrichtet („Pathologie der Therapie")?

Der Gestaltwandel des Krankheitspanorama einerseits, die Pathologie bestimmter unerwünschter Therapiefolgen andererseits hatten die Deutsche Gesellschaft für Pathologie schon mehrfach beschäftigt: In Zürich (1955) wurde über Pathomorphose durch chemische Therapie, in Graz (1972) über Therapieschäden schlechthin gesprochen. Wer den Standort unseres Themas genauer bestimmen will, sei auf den Verhandlungsbericht der 56. Tagung (unserer Fachgesellschaft), S. 1, Tabelle 1 (Stuttgart: G. Fischer 1972) verwiesen.

Wie oft hat es der Pathologe mit unerwünschten Therapiewirkungen zu tun?

In 10% aller Fälle des Leichenöffnungsgutes großer Kliniken lassen sich Nebenwirkungen durch chemische, durch Strahlen- und durch chirurgische Therapie nachweisen. In mindestens $^1/_3$ *dieser* Fälle haben unsere Befunde eine ursächliche Bedeutung für den Todeseintritt. In etwa 40% können sie als Nebenbefunde übergangen werden. Bei dem Rest aller Beobachtungen beanspruchen die durch den Obduzenten nachgewiesenen Befunde eine eigene Wertigkeit, und zwar im Verbande *aller* Untersuchungsergebnisse; sie sind also *mitbestimmend* für einen unerwünschten Krankheitsverlauf.

Der Pathologe möchte mitwirken bei der therapeutischen Urteilsbildung; er möchte durch seine Erfahrungen dem Arzte helfen, die Vertretbarkeit eines therapeutischen Risiko besser abschätzen zu lernen. Es wird vieles zu bedenken sein, was den Schaden oder vielleicht auch Nutzen der Arzneimittel (F. GROSS, 1977) charakterisieren könnte. Der Jubilar spricht als Pharmakologe „Vom Nutzen und Schaden der Arzneimittel". Der Pathologe ist der Mann mit den schlechten Erfahrungen; er stellt die Kenntnis von Schädigung und Schaden an den Anfang, und er versucht, *per exclusionem* den Nutzen sichtbar werden zu lassen.

Wir bringen eine kurze *Übersicht,* was alles dem Pathologen begegnet, prüft er die Folgen der cardiovasculären Therapie mit seiner Methode (Tabelle 1).

Es ist natürlich, daß die „drug-explosion", die eminente Vermehrung der medikamentös-therapeutischen Möglichkeiten, die Auswahl der Beispiele mitbestimmt. Es wird unvermeidlich sein, starke Vereinfachungen vorzunehmen, um den Rahmen eines „Sitzungsberichtes" nicht zu sprengen.

Tabelle 1. Cardiovasculäre (vorwiegend cardiale) Therapie aus der Sicht der Pathologie

Pathischer Grundvorgang	Beobachtungsgegenstand
Coronarinsuffizienz	Coronarthrombose Anastomosenfrage
Myokardiale Insuffizienz	Digitalis-Strophantus-Wirkungen
Elektrolytsteroidcardiopathie	„ESCH" „ESCN"
Katecholaminwirkungen	„Epinephrinmyokarditis"
Glukokortikoidwirkungen	„Cortison-Cardiomyopathie"
Zytostatica und Myocard	„Adriblastin-Cardiomyopathie"
Psycholytica und Myocard	„Lithium-Cardiomyopathie"
Vergiftungen schlechthin	Alkoholische Cardiomyopathie Rauschgifte und Herzmuskel
Strahlenschädigung	Herzbeutel- Myokard- } Veränderungen Coronargefäß-
Schrittmacher- und Herzkatheter-Verletzungen	Mechanische Läsionen Mikrobielle Infektionen Elektrische Gewebeschäden

(Die Veränderungen unter dem „Strich" sind zwar wichtig, sollen aber im gegebenen Zusammenhang nicht eigentlich erörtert werden. Wir wollten sie aber genannt haben, um diese iatrogene Pathologie im gedanklichen Ansatz zu behalten).

Die Aorta eines 25jährigen Mannes wiegt etwa 80 g, alle Schlagadern des Menschen, die man mit der Methode des anatomischen Präparierens darstellen kann, wiegen zusammen 300 g, die Länge aller menschlichen Blutgefäße (Arterien, Venen, Capillaren) beträgt rund 50000 km, also mehr als dem Äquatorialumfang unserer Erde entspricht. Das Herz des erwachsenen Menschen wiegt in Tagen der Gesundheit 4 Promille des Körpergewichtes. Präpariert man Arbeitsmuskulatur und zugehörige Capillaren an korrespondierenden Stellen der linken und rechten Kammer, gelangt man zu folgenden Daten (Tabelle 2):

Tabelle 2

	Linke Kammer	Rechte Kammer
Gewicht der Arbeitsmuskulatur	150 g	50 g
Länge der zugehörigen Muskelfasern	350 km	240 km
Oberfläche dieser Muskelfasern	25 m^2	12 m^2
Oberfläche der zugehörigen Capillaren	8,6 m^2	6 m^2
Relation $\dfrac{\text{Capillaroberfläche}}{\text{Muskelfaseroberfläche}}$	$\simeq \dfrac{1}{2,9}$	$\dfrac{1}{2}$

Der eine von uns (W.D.) hatte diese Befunde schon 1951 mitgeteilt und ihre Auswertung immer wieder vertreten. Sie dürfen im Grundsatz als richtig gelten (Kritik bei C.M. BÜSING, 1976). Wenn man also die Relation zwischen der die Nährstoffe abdiffundierenden Oberfläche der Capillaren und der diese Stoffe aufnehmenden Oberfläche der Muskelfasern bildet, erkennt man leicht, daß dieser Quotient für den Bereich der rechten Kammerwand günstiger liegt als für den der linken. Anders ausgedrückt: Die Kammerwände sind verschieden gebaut. Die Muskelfasern stehen links in Reih und Glied, die Muskelfasern rechts sind gegeneinander versetzt. Die Stoffabgabe aus den Capillaren der linken Kammerwand überstreicht per diffusionem gerade soeben die benachbarten Querschnittsflächen der Muskulatur. Die Diffusion im Bereich der rechten Kammerwand leistet dies jedoch spielend. Sauerstoffmangel spielt in der rechten Kammerwand, eine normale Coronararterienversorgung vorausgesetzt, keine, in der linken — phylogenetisch bedingt — eine schicksalhafte Rolle. Was für die Sauerstoffversorgung ein kritisches Fatum darstellt, hat für humorale Schädigungen, also für solche durch Toxine und Arzneistoffe, einen echten Gefahrenwert.

Die um $1/3$ günstigere Relation zwischen der Capillaroberfläche und der Muskelfaseroberfläche rechts ist die Ursache für eine besondere Organdisposition der rechtsventrikulären Muskulatur gegenüber den verschiedensten toxischen Belastungen.

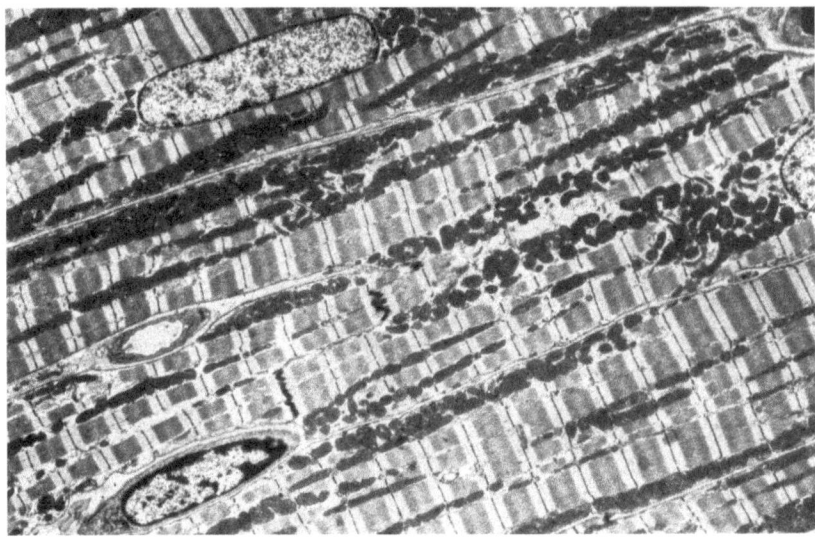

Abb. 1. Längsschnitt von Herzmuskelzellen als orthische Prämisse eines strukturell und funktionell gesunden Arbeitsmyokardes: Regelmäßige und gleichmäßige Anordnung der Myofibrillen, regelrechte Verteilung und Struktur der Mitochondrien. Elektr.-mikr. Aufnahme. Vergr. 3000:1

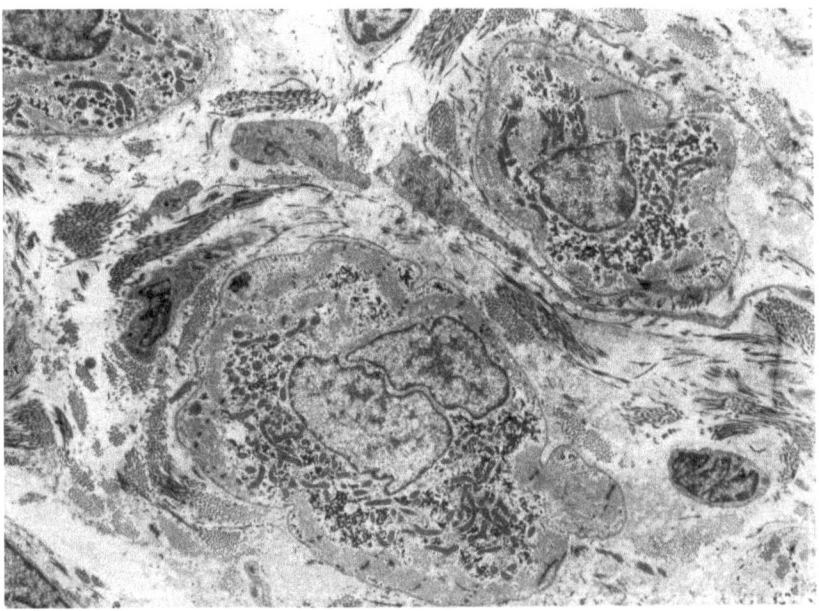

Abb. 2. Zellen des Reizleitungssystemes des Herzens mit typischem Aufbau: In der Mitte der Zellkern, intermediär ein lockerer Saum von Mitochondrien, in der Zellperipherie, subsarkolemmal, zarte Myofilamentbündel. Elektr.-mikr. Aufnahme. Vergr. 3400:1

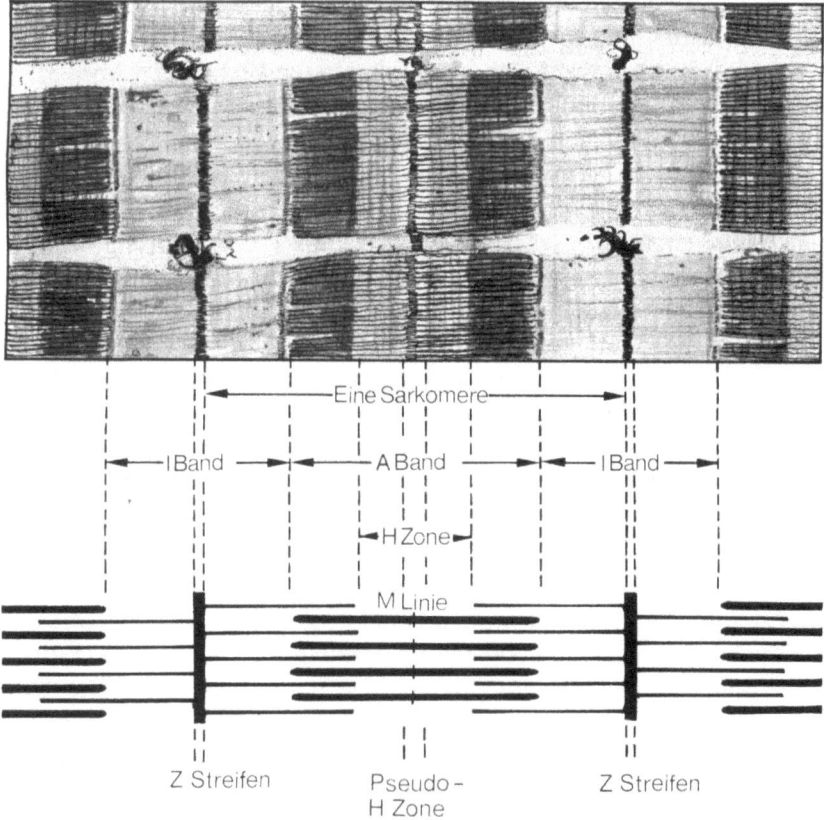

Abb. 3. Schema der Fibrillenorganisation. Dünne und dicke Fibrillen werden gegeneinander verschoben; die dünnen sind in der Z-Membran verankert. Eine Verkürzung der Muskelfaser, die über die deckungsgleiche Position, d.h. über *die* Amplitude hinausginge, die durch geometrische Aneinanderlagerung von dünnen und dicken Filamenten markiert wird, ist nicht möglich. Verwendung eines Schema von PAGE, mit freundlicher Genehmigung; verändert

Das menschliche Myokard kontrahiert sich Jahr für Jahr 42 Millionen mal. Diese phänomenale Leistung wird technisch durch eine Maschine realisiert, die man sich immer wieder einmal ansehen muß. Was am meisten imponiert, ist die völlige Regelmäßigkeit der Anordnung der kontraktilen Fibrillen und der für alle oxydoreduktiven Prozesse wichtigen Mitochondrien (Abb. 1). Die spezifische Muskulatur des RLS ist weniger auf Kontraktionsleistung, sondern mehr auf Membranpotentialbildung eingestellt. Sie trägt die Mitochondrien nicht außen, sondern im Inneren der Muskelfasern (Abb. 2). Es gibt daher auch zwei Formen von Muskelzellkontakten, „strukturelle" und „elektrische". Erstere nennt man Raumfaltenmembranen, letztere Maculae adhaerentes. Erstere „arti-

— 179 —

kulieren" zwischen den in Längsrichtung aneinander gereihten Muskelzellen, letztere sehen aus wie Kondensatorplattensysteme. Die mechanische Arbeit wird durch zwei Arten von Filamenten verrichtet (Abb. 3). Die dicken A-Filamente bilden die ganze Länge eines Muskelzellbandes (= Sarkomere). Die dünnen I-Filamente entspringen von den Z-Streifen. Die Veränderung der Muskellänge entsteht durch das Aneinandervorbeigleiten dieser beiden Typen von Filamenten. Dabei ändert sich deren Länge selbst nicht. Dieser Prozeß wird durch die zyklische Aktivität einer Reihe von Fortsätzen der A-Filamente in Gang gebracht. Diese Fortsätze (cross bridges) enthalten die aktiven Stellen der Myosinmoleküle, welche die A-Filamente aufbauen. Eine maximale Interaktion zwischen den Filamenten und damit eine maximale Kraftentfaltung kommt dadurch zustande, daß sich die dünnen Filamente in ganze Länge neben die A-Filamente legen. Eine darüber hinausgehende Verkürzung ist elektromechanisch nicht möglich (PAGE, 1976).

Einfache degenerative Veränderungen greifen bevorzugt an den dicken Myosinfibrillen, den A-Filamenten, an. Dadurch kann es zu einer Zersplitterung der Z-Streifen kommen (FERRANS, 1977). An der Dorsalseite des Herzens liegen etwa 1000 Ganglienzellen. Die nervale Versorgung ist eine sehr viel intensivere, als man sich dies vorstellt. Die Schule von H. MEESSEN hat sich um die Klärung der Verhältnisse immer wieder bemüht (BORCHARD, 1977). Durch fluoreszenzmikroskopische Analyse kann man die Neurotransmitterbläschen, im allgemeinen die des Sympathicus, darstellen.

Der Schauplatz aller Ereignisse ist die funktionelle Einheit des Herzmuskels, das in Parallele zu Nephron, Osteon, Hepaton, Odonton *so* bezeichnete *Myocardion*. Die Ursachen aller Störungen greifen hier an: Am Strombahnufer, am aktiven Mesenchym mit Lymphbahnen und Nervenstämmchen, am Parenchym sensu stricto und dort wiederum am Sarkolemm (der Muskelzellenmembran), an den kontraktilen Fibrillen, vielleicht an den Transportkanälchen (des endoplasmatischen Reticulum), den sonstigen Organellen und den Zellkernen. Mögen die Ereignisse spielen, wo und wie immer, *jede* Alteration des Herzens muß an dieser „Synergide" ihre gestaltliche Verwirklichung finden (Abb. 4).

Im Kalenderjahr 1976 wurden im Pathologischen Institut Heidelberg über tausend Fälle obduziert. Um einen ungefähren Begriff von der Häufigkeit der zirkulatorisch, entzündlich und metabolisch bedingten Alterationen am Herzen zu gewinnen, wurden *diese* Fälle solchen gegenüber gestellt, bei denen irgendeine maligne Geschwulst die „Krankheit zum Tode" repräsentierte (kurz: „Tumorfälle"; Tabelle 3):

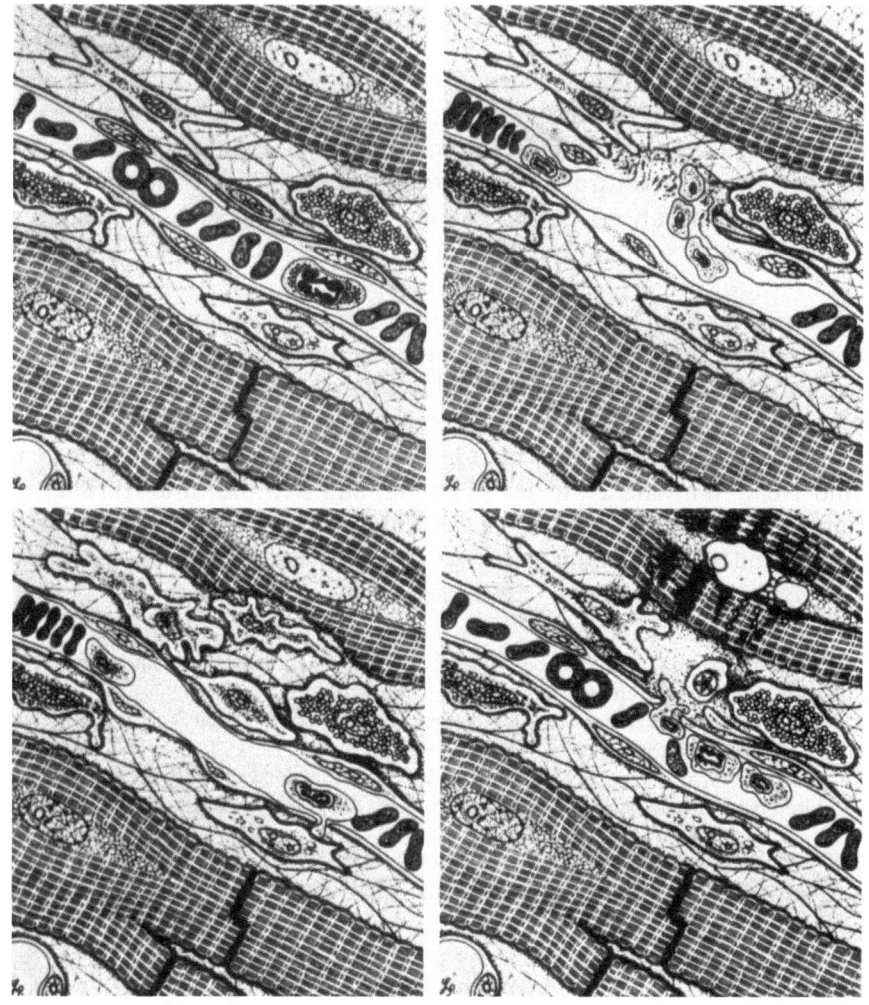

Abb. 4. Myokardion als Synergide von Parenchym und Mesenchym. Teilbild links oben: Norm; Teilbild rechts oben: Alteration des Strombahnufers, lokale capilläre Kreislaufstörung mit Extravasation; Teilbild links unten: proliferative Mesenchymreaktion, Beispiel einer einfachen entzündlichen Veränderung; Teilbild rechts unten: Schema der eigentlichen Parenchymschädigung

Tabelle 3. Obduktionsgut 1976 Heidelberg

Gesamtzahl: 1.143 Fälle, männl. 675, weibl. 468.		
mittleres Alter der Fälle über 10 Jahre: Männer 61, Frauen 63 J.		
Anzahl der Tumorfälle	_358_	(31,30%)
Anzahl der frischen Herzinfarkte	_191_	(16,70%)
Anzahl der Fälle mit Endokarditis	86	(7,50%)
Anzahl der Fälle mit Myokarditis	33	(2,90%) } _153_ Fälle
Anzahl der Fälle mit Perikarditis	34	(3,00%)
Anzahl der Fälle mit metabolischer Schädigung des Herzmuskels	_468_	(41,03%)

Wenn man die unterstrichenen Zahlen addiert, kommt man auf einen höheren Wert (1170), als der Gesamtzahl der Autopsien entspricht. Dies hängt damit zusammen, daß Carcinomkranke eine marantische Endokarditis oder eine Myokardose (z.B. durch Eiweißverlust oder Störungen der Transmineralisation) haben können, einige Fälle also in mehreren Rubriken gezählt werden mußten.

Kann man eine *therapeutisch-bedingte Veränderung beim Herzinfarkt* mit Sicherheit erkennen? Wir sprechen nicht von den pseudohämorrhagischen Infarkten der Frühzeit der Marcumartherapie. Wir meinen das Erscheinungsbild der „coronaren Herzkrankheit" in seiner akuten und subakuten Präsentation und im Ganzen. Man muß wohl antworten: Ja und Nein. Wir sind zwar der Meinung, daß sich die Infarktkrankheit aus anthropologischen, d.h. aus in der Phylogenie des Genus homo gelegenen Gründen, niemals gänzlich verhindern lassen wird. *Dennoch hat sich durch die Arzneitherapie einiges geändert.*

Coronarinsuffizienz ist ein Oberbegriff (Abb. 5), der Infarkt ist sein wesentlicher Vertreter. Infarkte entstehen durch Interferenz dreier Bedingunskomplexe:
1. Durch kritische Verengerung der lichten Weite aller zu einem Versorgungsgebiet gehörigen arteriellen Zubringer;
2. durch die Größe, d.h. die funktionierende Masse (das Gewicht) des Herzens;
3. durch die während der Zeit vor der Ausbildung des Infarktes verlangte Herzleistung.

Wir hatten berichtet, daß im Jahre 1976 mehr als 1000 Fälle von Menschen obduziert worden seien, die älter als 10 Jahre waren. In 191

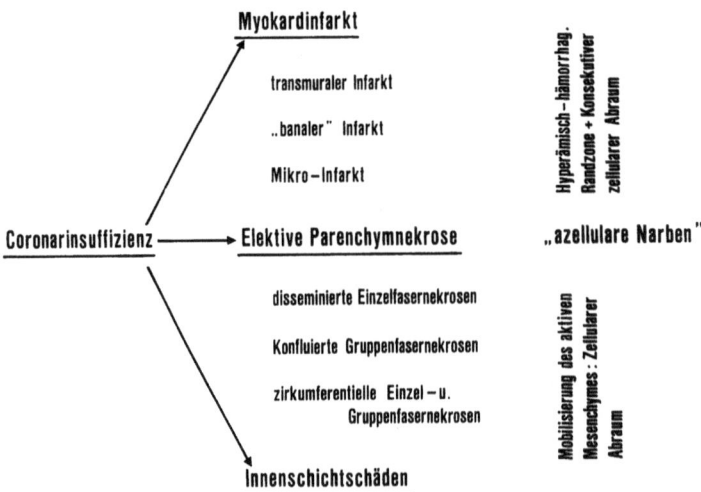

Abb. 5. Darstellung der Zusammenhänge der einzelnen Manifestationsmöglichkeiten der Coronarinsuffizienz. Das logische Bindeglied ist die elektive Parenchymnekrose.

Fällen fand sich ein frischer Herzinfarkt, in 425 mindestens *ein* alter, in 133 aber mindestens je ein frischer und ein alter Infarkt. In 127 Fällen wurde *mehr* als nur *ein* Infarkt gefunden. Seit MORGAN (1956) wissen wir, daß die Coronar*sklerose* heute ähnlich häufig auftritt wie vor 100 Jahren, daß aber Coronar*verschlüsse* und tödliche Infarkte weit häufiger geworden sind. Frägt man nach der Altersverteilung stenosierender Coronarsklerosen und obturativer Thrombosen darf man ohne Zögern antworten, daß die Mehrzahl der Thromben bei Männern im 7., bei Frauen im 8. Lebensjahrzehnt (!) beobachtet wird (DOERR und KAYSER, 1970). In einer Zusammenstellung von DATZ und SEDLMAIER (1975) wurde unter 31 988 Obduktionen unseres Institutes bei 1 986 Infarkten in 21,2% der Fälle eine Coronarthrombose gefunden. DOERR, HÖPKER und ROSSNER (1974) registrierten in 10 Jahren bei *allen* Infarktsektionen eine Coronarthrombose in 16%. *Heute* können wir eine Coronarthrombose nur in 9% der *tödlichen* Herzinfarkte nachweisen. Da wir darauf bedacht sind, *jede* Coronarthrombose zu identifizieren, halten wir die Aussage für erlaubt, daß ein Gestaltwandel der Infarktkrankheit eingetreten ist. Es ist naheliegend anzunehmen, daß dieser durch die umsichtig betriebene *Antikoagulantienmedikation* bedingt oder mitverursacht sein wird.

Ein *37jähriger Mann* starb drei Stunden nach Auftreten pectanginöser Beschwerden im kardiogenen Shock. Er hatte im Jahr zuvor schon einmal einen Herzinfarkt erlitten und stand unter Marcumar, − in den Wochen vor dem Tode freilich unregelmäßig. Wir fanden eine Coronarsklerose mit Thrombose und in der linken Kammerhinterwand einen frischen, wenige Stunden alten Infarkt. Die Thrombose schien uns deutlich älter. Die stenokardischen Beschwerden sind offenbar erst während der Ausbildung des Infarktes aufgetreten. Aber es fand sich auch ein ganz frischer Thrombus in einem fernab gelegenen Coronargefäß, der im Zustande der Wiederauflösung begriffen war. Hätte der Mann nur um wenige Tage überlebt, wäre an *dieser* Stelle kein Thrombus zu finden gewesen. Man kann das Problem der Beziehungen zwischen Coronarthrombose und Herzinfarkt nur beurteilen, insbesondere auch die schwierigen Fragen von Häufigkeit der Thrombose und deren Rückbildung, wenn man sich auf die Altersbestimmung der vitalen Gerinnsel versteht (WALLIS, 1977).

Wer von Infarkt spricht, ist verpflichtet, der *Anastomosen*frage zu gedenken (DOERR, 1977). Anastomosen besitzen und diese zur Entfaltung zu bringen, ist zweierlei. Wie die Arbeiten von SCHAPER et al. (1976) gezeigt haben, dauert die Funktionalisierung der Anastomosen Tage und Wochen, wo es doch auf Minuten ankäme. Hier scheint ein denkbarer Ansatz für die Pharmakologie zu liegen.

Die *Rekompensation* eines insuffizient gewordenen Herzmuskels *durch Glykoside* kommt dem Prototyp einer Kompensationstherapie nahe (HITZENBERGER et al., 1976). Selbstverständlich bedarf nur das kranke Herz des Arztes, und wir Pathologen müssen uns bemühen, Arzneiwirkungen von solchen Veränderungen zu trennen, die im Augenblicke der Aufnahme der Therapie bereits vorhanden gewesen waren. Unser unvergessener Heidelberger Internist RICHARD SIEBECK betonte immer wieder die Notwendigkeit, die *prämorbide Persönlichkeit* des behandlungsbedürftigen Kranken zu bedenken (1939). Dies ist unbedingt nötig, um nicht zu falschen Schlüssen zu gelangen.

Heute weiß man, daß die *Hauptwirkung der Herzglykoside* am Herzmuskel selbst angreift. Das letzte Wort über die Biotechnik der Digitaliswirkung ist noch nicht gesprochen. Digitalis, in therapeutischer Dosis gegeben, macht einen Kontraktilitätsanstieg. In gleichem Maße wird Kalium aus den Muskelfasern abgegeben. Gleichzeitig scheint eine Hem-

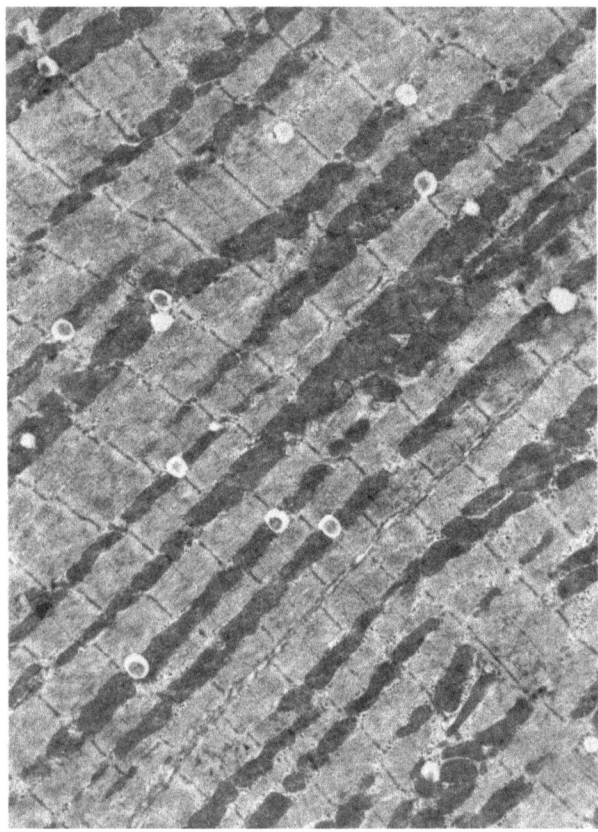

Abb. 6. Herzmuskel, Ratte. Experimentelle Digitalisvergiftung. Juxtamitochondriale Vakuolisation und Verfettung des Sarkoplasma. Aus KONRADT und NEMETSCHEK-GANSLER (Virchows Archiv, A, **350**, 9 (1970)), mit freundlicher Erlaubnis. Elektr.-mikr. Aufnahme. Vergr. 4840:1

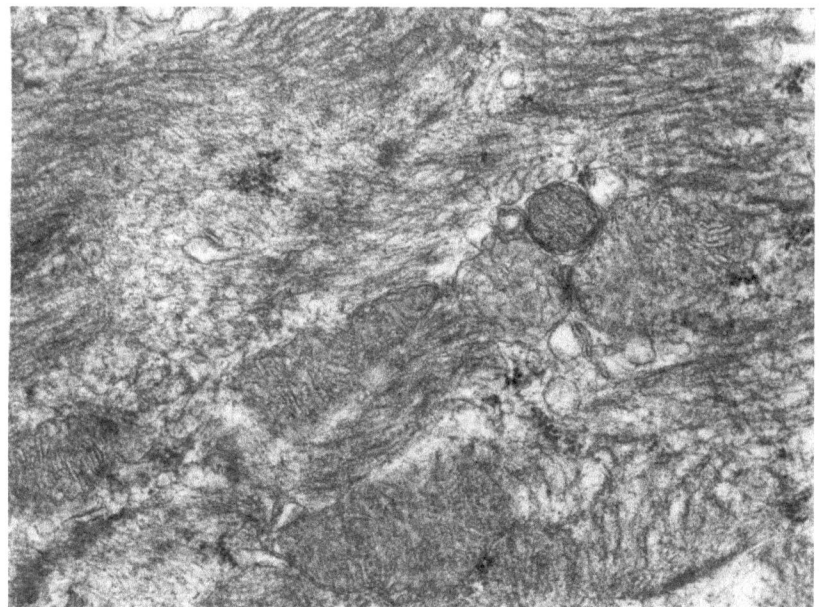

Abb. 7. Herzmuskel, Ratte. Experimentelle Digitalisvergiftung als Beispiel einer chronischen Überdigitalisierung. Störung der filamentären Textur der Herzmuskelzelle. Aus dem Untersuchungsgut zu KONRADT und NEMETSCHEK-GANSLER (Virchows Archiv, A, **350**, 9 (1970)), mit freundlicher Genehmigung. Elektr.-mikr. Aufnahme. Vergr. 20000:1

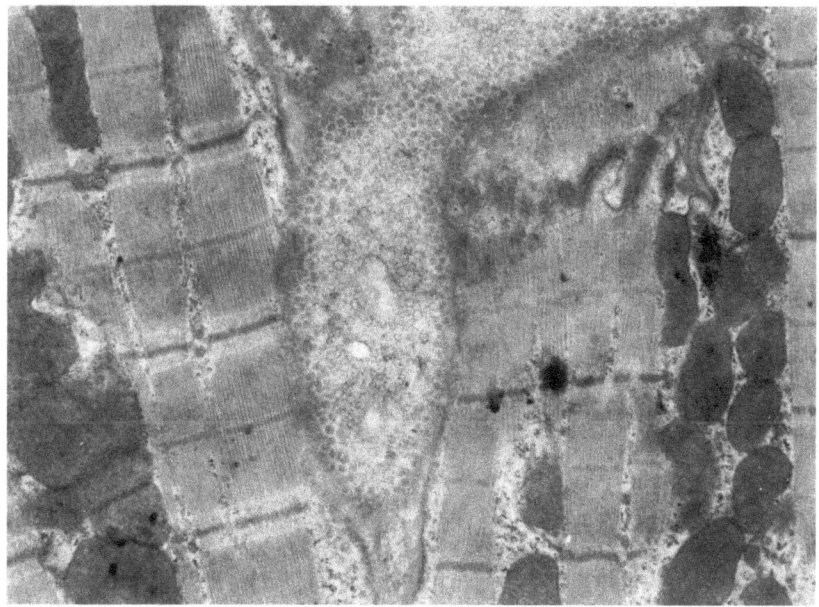

Abb. 8. Herzmuskel, Ratte. Experim. Bedingungen wie Abb. 7. Pinocytotische Vesikulation als Ausdruck einer transzellulären Aktivität in den Endothelzellen der Kapillaren des koronarkreislaufes. Aus KONRADT (1969), mit freundlicher Erlaubnis. Elektr.-mikr. Aufnahme. Vergr. 12400:1

mung der Membran-ATPase in Szene zu gehen. Die Myosin- und Membran-ATPase befinden sich in den Brücken des sarkoplasmatischen Reticulum. Autoradiographisch und elektronenoptisch kann man an ganz den gleichen Stellen markiertes Digoxin nachweisen. Von hier aus nehmen die Glykoside Einfluß auf den Relaxationsfaktor. Dadurch aber, daß dessen calciumbindende Kapazität herabgesetzt wird, steht mehr Ca^{++} für die Bewegung der Actin-Myosin-Fibrillen zur Verfügung (ABRAMS et al., 1971). Vielleicht erklärt sich so die positiv inotrope Wirkung der Glykoside (MASON und MILLER, 1976)?

J. KONRADT (1969) hatte gemeinsam mit H. NEMETSCHEK-GANSLER (1970) an der Ratte 5 Wochen lang täglich 0,5 mg Digitoxin/kg appliziert und mit großer Regelmäßigkeit gefunden:
1. Ein Ödem der Wände der kleinen Coronargefäße,
2. eine unregelmäßige Anordnung der Mitochondrien,
3. eine Vakuolisierung zahlreicher Mitochondrien (Abb. 6),
4. ein Dérangement der Myofibrillen (Abb. 7) und
5. eine Pinocytose der Zellen des Strombahnufers (Abb. 8).

Bekanntlich besteht eine besondere *Affinität der Herzglykoside* zu den Muskelfasern des *Reizleitungssystemes*. Ein eigenartiges Naturexperiment begegnet dem Pathologen in *den* Fällen, in denen übergroße Digitalisdosen in suizidaler Absicht eingenommen worden waren. Der eine von uns verfügt über 3 Fälle; den eindruckvollsten hat er mehrfach abgebildet (1957, 1963). Dabei handelte es sich um eine 61 Jahre alte Frau, die 11 Std vor Krankenhausaufnahme 50 Tabletten Digitoxin MERCK (=5 mg) geschluckt hatte. Sie starb nach 10 Tagen. Die fortlaufende Elektrokardiographie zeigte ein proteusartiges Bild. Die spezifische Muskulatur ließ eine *elektive* Verfettung erkennen.

HANS SELYE hat seit 1958 (Lit. 1970) den Begriff der *Infarctoid-Cardiopathy* bei der Ratte erarbeitet. Er unterscheidet die Elektrolytsteroidcardiopathie mit Hyalinosen (ESCH) und die Elektrolytsteroidcardiopathie mit Nekrosen (ESCN). Die Nekrotisierung kann durch Gaben von Dihydrotachysterol gesteigert, durch solche von Kaliumchlorid gemindert werden. ESCH entsteht durch Aldosteron und ist abhängig vom Natriumgehalt der Nahrung. SELYE (1972a) hat später gezeigt, daß im Überschuß gegebene Mineralcorticoide hypokaliämische Nekrosen erzeugen, daß aber die Hemmung der Mineralocorticoidproduktion durch Medikation von Spironolacton die Nekrosen zur Heilung bringt. SELYE unterscheidet „syntoxische" und „katatoxische" Steroide. Erstere würden die Defensivreaktion hemmen, die Nekrotisierung also fördern. Letztere aber griffen die Aggressoren selbst an. Katatoxische Steroide hätten also eine Schutzwirkung. *Der* katatoxische Schutzstoff sei das in SELYES Laboratorium, nicht am Menschen, erprobte Pregnenolon-16-δ-Carbonitril (PCN; 1972b).

Wir hatten uns ganz unabhängig von SELYES Arbeiten vor 25 Jahren (GRUNDNER-CULEMANN, 1952) mit ähnlichen Problemen beschäftigt. Es ist kein Zweifel, die Angaben von SELYE sind richtig, die Ergebnisse reproduzierbar. Durch Kaliummangel + kochsalzreiche Ernährung können Herzmuskelnekrosen mit Hyalinose, zuweilen mit Kalksalzimprägnation, durch Kaliummangel + Stress (z.B. eiskalte Bäder) + Dihydrotachysterol riesenhafte Nekrosefelder entstehen. Eine eigentliche Erklärung ist SELYE schuldig geblieben. Hier setzen die Arbeiten von FLECKENSTEIN (1971, 1975) an: FLECKENSTEIN hatte 1967 unterschieden zwischen einer Utilisations- und einer Mangelinsuffizienz des Herzmuskels. Erstere entstehe durch kompetitive Hemmung des Ca^{++}-Einstromes oder durch mechanische Behinderung des für die Aktion der Herzmuskelfasern erforderlichen Transportgutes auf dem Wege durch die Tubuli transversales. Trotz an sich ausreichender Mengen energiereicher Phosphate könne es nicht zu einer elektromechanischen Koppelung kommen, die vorhandene Energie könne also nicht genützt werden. Deshalb spricht FLECKENSTEIN von *Utilisationsinsuffizienz*. Das pathologisch-anatomische Äquivalent ist die Weitstellung der T-Kanälchen. Die Mangelinsuffizienz sei die Folge echter Mangelzustände, sei es an Kreatinphosphat, sei es an Sauerstoff. Das morphologische Substrat dieser *Mangelinsuffizienz* stellt eine vakuoläre Umwandlung der Mitochondrien dar.

FLECKENSTEIN (1968, 1972) hat nun folgende, praktisch-wichtige Konzeption entwickelt: Jeder Mangel an energiereichen Phosphaten (besonders ATP) erzeugt, wird eine bestimmte Grenze unterschritten,
  1. einen Verlust der Kontraktilität,
  2. Schäden an der Stuktur.

Das Defizit an energiereichen Phosphaten entstehe auf zweierlei Weise:
  1. durch Hemmung der ATP-Synthese, etwa durch coronarogene Ischämie, also Sauerstoffmangel, *oder* durch fermentative Hemmung der Zellatmung,
  2. durch exzessive Steigerung des ATP-Verbrauches. Diese könnte durch Stress, durch sympathische Überstimulation, nämlich durch Medikation von β-adrenergen Katecholaminen entstehen.

In der *Pathogenese des Herzinfarktes* treffen beide Momente zusammen: coronarielle Minderdurchblutung *und* ATP-Verbrauchssteigerung durch Stress. — Wenn der Zerfall von ATP auf der Stufe von ADP, AMP oder Adenosin stehen bleibt, wenn er zu nutzlosen Abbaupräparaten (Inosin, Xanthin) führt, ist die Grenze der Regenerationsfähigkeit überschritten. Die Erholung der Herzmuskelfaser nach Struktur und

Funktion ist dann unmöglich, wenn mehr als 60% der Adeninnukleotide zerstört sind. Dabei läuft ein starker Ca^{++}-Einstrom ab. Katecholamine als solche wirken nicht faserzerstörend. Sie wirken destruktiv auf dem Umweg über die exzessive Förderung des transmembranösen Einstromes von Calcium. Die pathologische Leistung der Calcium-Ionen besteht darin, daß eine überschießende Aktivierung der Ca^{++}-abhängigen Myofibrillen-ATPase entfacht wird. Es käme also auf diesem Wege zu einem Verlust von ATP und Kreatinphosphat.

Wie man sieht, *zeichnet sich ein Prinzip ab*:
1. Pathogenese der Coronarinsuffizienz durch streßbedingte Leistungssteigerung des Herzmuskels,
2. Digitaliswirkung,
3. Kaliummangelernährung,
4. Katecholaminmedikation, –

der Weg führt immer über die exzessive Einflutung oder die Phanerose von Calcium-Ionen mit Erschöpfung der energiereichen Phosphatbestände. SOPHIA GETZOWA aus Mogilew, eine russische Emigrantin aus den Jahren vor dem Ersten Kriege, Schülerin von THEODOR LANGHANS in Bern, hatte im Jahre 1922 gemeinsam mit HAUSMANN (St. Gallen) auf das *gleichzeitige* Vorkommen von Geschwülsten der Sympathicusanlage, von Phäochromocytomen also, mit miliaren Herzmuskelnekrosen aufmerksam gemacht. Es handelte sich um das, was man heute *„Epinephrin myocarditis"* nennt (Lit. bei DOERR, 1970; 1971). Die experimentelle Seite des Problems ist aus allen Richtungen angegangen worden (SZAKÁCS und CANNON, 1958; BAJUSZ, 1963; RONA und KAHN, 1967; HECHT, 1970): Durch Adrenalin, Noradrenalin, Arterenol, Alupent, Isoproterenol, aber auch durch Ephedrin entstehen zahllose kleinherdige Nekrosen der Innenschicht der linken Herzkammerwand. Sie rufen in Stundenschnelle einen zellularen Abraum hervor, so daß man sich ganz gut vorstellen kann, daß und warum man von Epinephrinmyocarditis gesprochen hat. Beim Menschen findet man nach Gaben von mindestens 120 mg Alupent, gewöhnlich nach weit größeren Dosen, vor allem bei perpetuiertem Shock, eindrucksvolle desintegrative Veränderungen (abgebildet bei DOERR, 1974).

In unserem Arbeitskreis wurde seit Jahren der pathogenetische Mechanismus dieser Cardiomyopathie zu analysieren versucht (BERSCH und BÜHLER, 1972; BERSCH et al., 1973; BÜHLER et al., 1974; KREINSEN und BÜSING, 1975; RAUTE-KREINSEN et al., 1976). Neben der Noradrenalinwirkung wurden allein und in Kombination der morphogenetische Effekt von *Angiotensin* und *Strophanthin* geprüft. Noradrenalin allein macht vorwiegend *Fibrillen*schädigungen, Angiotensin allein Veränderungen an den *Mitochondrien.* Wenn eine *Vorbehandlung* der Versuchstiere (Ratte, Kaninchen) durch Strophanthin stattgehabt hatte, werden die Arterenolschäden stärker, die Angiotensinschäden geringer. Um die Theorie dieser bemerkenswerten Sachverhalte wird gerungen, vieles scheint noch unverstanden. Aber es zeigt sich doch die Konsequenz, daß unter bestimmten Bedingungen versucht werden sollte, den Ca^{++}-Einstrom durch Antagonisten zu hemmen. Dann würde die Erschöpfung der energieliefernden Phosphate vermieden, Funktion und Struktur blieben erhalten.

Eine Beobachtung von hohem praktischem Wert und nicht minder erregendem theoretischem Interesse stellen die *Bemühungen der Geburtshelfer* dar, bei drohender Frühgeburt eine *Tokolyse,* wenn es sein muß, durch wochenlange Gaben von Fenoterolhydrobromid, einem β-Sympathicomimeticum, zu versuchen. Tatsächlich besteht eine Gefährdung des Myokard nicht nur der Mutter, sondern (in erster Linie) des Nasciturus. HOFMANN et al. (1977) haben zeigen können, daß, wenn der Ca^{++}-Einstrom durch Verapamil gehemmt wird, die „Epinephrinmyocarditis" ausbleibt.

In dem Round-Table-Gespräch in Meran, das am Tage nach dem Referat von DOERR, also am 30. August, ablief, richtete O. KRAUPP als Pharmakologe an DOERR die Frage, ob man nicht nachweisen könnte, daß die Herzgewichte der über längere Zeit mit β-Rezeptorenblockern behandelten Infarktkranken niedriger lägen als bei einem altersentsprechenden Vergleichskollektiv von aus anderen Gründen Verstorbenen. Die vorsichtige Einlassung DOERRS, daß es aus einer ganzen Reihe von Gründen (Fehler der Zahl; ungenügende Information des Obduzenten; Frage der Dosierung, aber auch vielleicht der Qualität der Pharmaka) vorläufig nicht möglich sei, eine klare Antwort zu geben, wurden nicht angenommen. Der Gedanke von KRAUPP, daß der pharmakologisch „gebremste" Herzmuskel „leichter", eine vorhandene Hypertrophie also rückgebildet werden müßte, ist nicht von der Hand zu weisen. Einer kritischen Prüfung dieser Frage mit den Möglichkeiten des Sektionssaales stehen aber erhebliche, *auch* präparativ-technische Schwierigkeiten entgegen.

Das wichtige Gebiet der Katecholaminwirkungen sei durch folgende Beobachtung abgeschlossen:

Bei einem 51jährigen Mann, bei dem wegen des Verdachtes auf Vorliegen eines Pankreaskopfcarcinomes eine *Coeliacographie* gemacht worden war, entwickelte sich ein Shock, der über 14 Tage nicht beherrscht werden konnte. Bei der Obduktion fand man eigenartige, große *Narben in der Vorderwand der linken Kammer* (Abb. 9). Unser Verdacht, es würde sich um einen Infarkt handeln, ließ sich nicht bestätigen (Abb. 10). Es fand sich ein etwa 14 Tage altes Narbenfeld *ohne* Hyperämie, ohne Blutung, aber mit Verkalkung. In der Umgebung der Kalksalzabscheidungen fand sich keinerlei zellulare Reaktion (Abb. 11), also keine Entzündung, keine Fremdkörperreaktion.

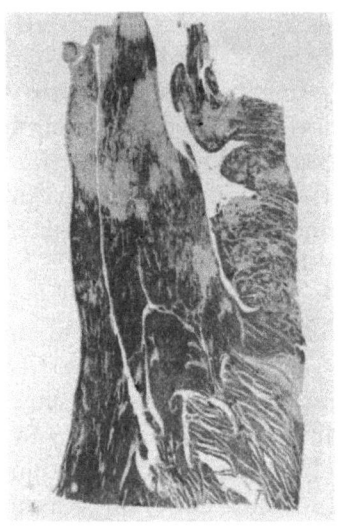 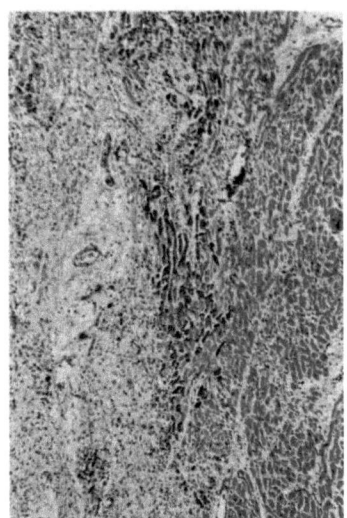

Abb. 9   Abb. 10

Abb. 9. Herzmuskel mit Erschöpfungsnekrosen. Kein Myokardinfarkt. Vorderseitenwand der linken Kammer. Mikr. Aufnahme. Vergr. 3,5:1

Abb. 10. Gleicher Fall wie in Abb. 9; Erschöpfungsnekrose, ausgedehnte Entparenchymisierung. Die dunkelfarbenen Einlagerungen entsprechen einer Kalksalzimprägnation. Mikr. Aufnahme. Vergr. 40:1

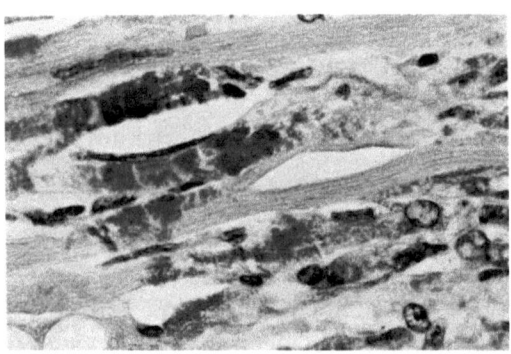

Abb. 11. Gleicher Fall wie in Abb. 9 u. 10; Erschöpfungsnekrosen; Verkalkung der nekrotisierten Muskelfasern. Keine vitale Umgebungsreaktion, keine Infarktrandzone, keine Myokarditis. Mikr. Aufnahme. Vergr. 320:1

Der Befund muß als Elektrolytsteroidcardiopathie im Sinne Selyes gewertet, er darf in Parallele zu unseren alten Kaliummangelcardiopathien gesehen und im Sinne Fleckensteins als sichtbare Folge des Ca^{++}-Einstromes gedeutet werden.

Zur Problemgeschichte sei angemerkt, daß Froboese schon 1935 von „*Erschöpfungsnekrosen*" in vergleichbaren Zusammenhängen sprach, und wir im Kriege bei aus Seenot geretteten und nach ihrer Bergung dennoch verstorbenen Schiffbrüchigen ganz das Gleiche gesehen hatten.

Die Nebenwirkungen der *Antiarrhythmika* haben vorwiegend klinisches Interesse. Das Wesentliche aber sei an dieser Stelle angeführt (Tabelle 4):

Tabelle 4

Procainamid	Kammertachykardie, Kammerflimmern, vielleicht Asystolie	Lupus-Syndrom, Agranulocytose
Chinidin	Kammertachykardie, Kammerflimmern, vielleicht eine Asystolie	Thrombocytopanie
Propanolol	Bradykardie oder Asystolie	Bronchospasmus
Lidocain	Keine konstanten pathophysiologischen Äquivalente, allenfalls Hypotension	Zerebrale Verwirrtheit, Krämpfe, Atemdepression
Diphenylhydantoin	Hypotension und Asystolie	Megaloblastäre Anämie, Kleinhirnsymptomatik

(Bei Medikation der hier aufgeführten Antiarrhythmika entstehen folgende funktionelle Nebenwirkungen; gelegentlich auch folgende große Sekundärkrankheiten.)

(nach einer Tabelle von Hitzenberger, Schück, Šmahel und Strauer, 1976; verändert).

Eindeutige pathologisch-anatomische Korrelate kennen wir am *Herzen* nicht. Die Gingivitis hyperplastica nach Phenylhydantoinmedikation gehört nicht zum Thema.

Im Jahre 1917 hatte Heinrich Ewald Hering eine Monographie „*Der Sekundenherztod*" — von Köln aus — veröffentlicht. Wenn er darin schrieb, daß in einigen seiner Fälle „sein" Pathologe *nichts* gefunden habe (der Pathologe war der als ebenso zuverlässig wie einfallsreich bekannte Albert Dietrich, später in Tübingen und Stuttgart), so sprach er einen „wunden Punkt" an, dessen Heilung noch heute Schwierigkeiten macht. Die deutschen Internisten hatten sich 1972 in Wiesbaden mit dem plötzlichen Herztod beschäftigt. Im Rahmen der heutigen Tagung

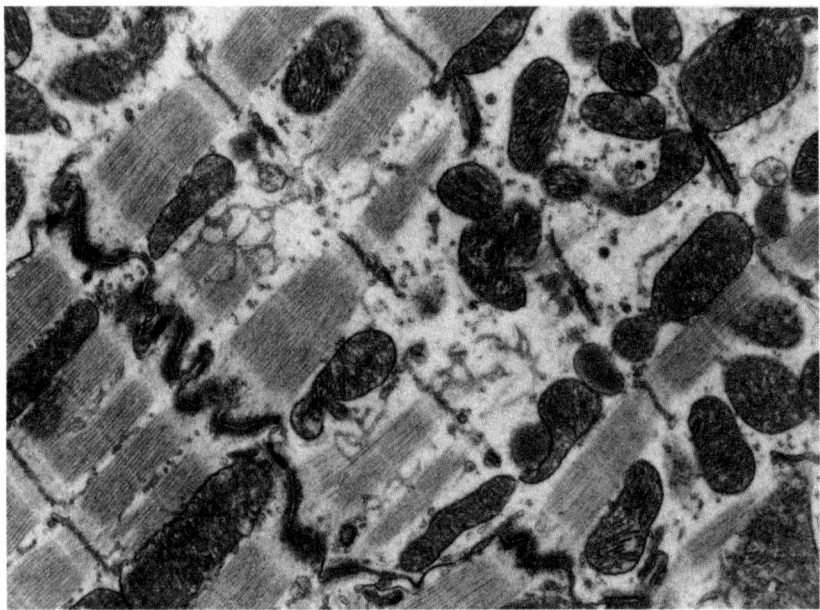

Abb. 12. Ausschnitt einer Herzmuskelzelle, Ratte, als Beispiel einer experimentellen Cortisonkardiomyopathie. Auflockerung des Grundsarkoplasmaraumes, wolkige Matrixstruktur der kompakten Mitochondrien, diskrete Verfettung im juxtamitochondrialen Sarkoplasmafeld, intakte Tubuli. Elektr.-mikr. Aufnahme. Vergr. 12400:1

sei ein Wort zur Sache, und zwar im Zusammenhang mit der *Corticoid-Cardiomyopathie,* gestattet. DÖRKEN (1974) verweist mit Recht auf den larvierten Verlauf klinisch in 30% aller Fälle stummer Herzinfarkte nach Langzeitmedikation von Nebennierenrindenhormonen. Er spricht von *Steroidinfarkten.* KETELSEN (1974) hat experimentell am Kaninchen durch Depotbehandlung mit Prednisolonpropionat eine durch Fibrillen- und Mitochondriendegeneration ausgezeichnete Corticoidcardiomyopathie mit Fett- und Kalkeinstrom beschrieben. Unsere Mitarbeiter MALL und REINHARD haben an der Wistarratte (dem SELYEschen Versuchstier) durch Gabe von je 2,4 mg Cortisol pro g Körpergewicht und Tag, und zwar innerhalb von 7 Tagen, Veränderungen am Herzen erzeugt (Abb. 12), die man nicht ohne weiteres als besondere erkennen kann. Die morphometrische Analyse, — also die Auswertung des morphologischen Detail nach Maß und Zahl —, zeigte folgendes:

1. Das Volumen der Myofibrillen bleibt gleich.
2. Das Volumen des Interstitium nimmt ab.
3. Die Mitochondrien sind um bis 40% der Normalwerte vermehrt.
4. Die Oberfläche der Cristae mitochondriales ist, bezogen auf das Volumen des zugehörigen Mitochondrion, vermindert.

5. Die Oberfläche der gleichen Cristae mitochondriales ist aber, bezogen auf das Volumen der Myofibrillen der gleichen Herzmuskelfaser, um mehr als 30% gegenüber dem Ausgangswert vergrößert.
6. Das Volumen des Sarkoplasma ist verdoppelt!

Was bedeutet das alles? Eine Cortisonmedikation ist auch für den Herzmuskel nicht gleichgültig. Die Störung des Milieu intérieur kann zu krisenhaften Versagungszuständen führen. Man wird als Pathologe, ist man nicht über alle Einzelheiten der Vorgeschichte orientiert, in den Fällen des plötzlichen Herztodes
1. an ein akutes coronarielles Ereignis, nach dessen Ausschluß,
2. an die „idiopathische Cardiomyopathie" denken dürfen. Wir haben uns mit beiden Formenkreisen myokardialer Störungen immer wieder auseinandergesetzt (DOERR, 1972; DOERR et al., 1974; DOERR, 1975). Die „idiopathische Cardiomyopathie" haben wir aus dem Katheterbiopsat, aber auch an dem autoptisch gewonnenen Herzen ganz gut zu diagnostizieren gelernt (ROSSNER, 1976; DOERR et al., 1976). Es sollte aber
3. auch die *Cortisoncardiomyopathie* bedacht werden. Sie ist für den Kliniker aus der Anamnese, für den Pathologen nur durch morphometrische Analyse mittels geduldiger elektronenmikroskopischer Arbeit zugänglich.

Selbstverständlich können derlei Gegebenheiten bei HERING und DIETRICH und vor 60 Jahren keine Rolle gespielt haben. Aber hormonaktive Rindenadenome der Nebennieren und selbstverständlich auch idiopathische Cardiomyopathie-Formen hatte es schon immer gegeben. Ist eine Masse des Myokard von 30% der Kammerwände alteriert, mag es zum cardiogenen Shock kommen können (DÖRKEN, 1974).

Von den Veränderungen am Herzmuskel durch die Hormone der Nebennieren, den Katecholaminen einerseits, den Corticoiden andererseits, ist es nur ein kleiner logischer Schritt zu den (eigentlichen) chemotherapeutisch ausgelösten Nebenwirkungen am Myokard. *Zunächst ein Wort zu den Zytostatika:*
Die *experimentelle Cardiologie* weiß seit Jahren, daß, wenn hypertrophische Herzen, etwa beim Hund nach Anlegung eines Aortenvitium, mit *Antibiotika,* z.B. Puromycin oder Daunomycin, „beschickt" werden, muskuläre Versagenszustände lange vor der Zeit der Erschöpfung der Reservekraft auftreten. Die Freiburger Schule sieht den Schlüssel zum Verständnis in einer Störung des RNS-Stoffwechsels. Heute begegnet uns das Problem in der klinischen Pathologie im Zusammenhang mit der *zytostatischen Behandlung* bösartiger Geschwülste, *gewöhnlich* der Leukämien, besonders der akuten, sodann der Lymphogranulomatose,

endlich des Mammacarcinoms, der Struma maligna und einiger Sarkome, des Spindelzellen-, des Ewing-Sarkomes, der metastasierenden Synovialome (um nur einige Beispiele zu nennen).

Die am meisten angewandten Zytostatika, mit deren Nebenwirkungen der Pathologe zu tun hat, sind

Cyclophosphamide,
Daunorubicin (Daunoblastin),
Doxorubicin,
Adriamycin (Adriblastin).

Im Mittelpunkt (aus unserer Sicht) steht das *Adriblastin* (Tabelle 5):

Tabelle 5. Sog. Adriamycin-Adriblastin-Cardiomyopathie. Pathol. Institut Univ. Heidelberg, Obduktion 1976

SN	Lebensalter und Geschlecht	Grundkrankheit	Therapiedauer	Bemerkungen
27	38 w	Myelobl. Leukämie	12 Monate	—
60	57 w	Malignes Lymphom	2 Monate	—
63	61 w	Struma maligna	13 Monate	—
95	27 m	Sympathicoblastom	11 Monate	800 mg
166	43 w	Hodgkin	13 Monate	auch Lungenfibrose
178	52 w	Ut.Car. + Leukämie	3 Monate	—
207	62 m	Maligne Reticulose	23 Monate	Keine eindeut. Veränd.
395	24 m	Hodgkin	Jahrelang	Keine eindeut. Veränd.
445	31 w	Collum-Carc.	11 Monate	—
681	55 m	Reticul. Sark.	14 Monate	—
816	10 w	Wilmstumor	36 Monate	Fleckförm. Hm-Fibrose
828	15 m	Neuroblastom	11 Monate	—
1070	66 m	Hypopharynx-Carc.	11 Monate	—

Es scheint, daß es protektive Stoffe gegen Nebenwirkungen, aber auch aggravierende (therapeutische Konstellationen) gibt (LENAZ und PAGE, 1976; KISHI und FOLKERS, 1976). Für den in der Praxis stehenden Arzt wichtig scheint uns, daß bei Einhaltung bestimmter Dosen ernstliche Herzmuskelveränderungen vermieden werden können (COLE et al., 1974). Aber auch bei empfohlener therapeutischer Dosis können rein funktionelle Rhythmusstörungen auftreten (KLEUER et al., 1973; BURG et al., 1974; UGORETZ, 1976). Bleiben die Dosen unter 550 mg/m^2, können sich die Kranken innerhalb 4 Wochen nach Absetzen dieser Therapie *kardial* erholen (RINEHART et al., 1974).

Mit dem Auftreten ernstlicher Myokardschäden muß
in 1,7% aller Fälle bei Doxorubicin,
in 4,4% aller Fälle nach Gabe von Daunoblastin,

und zwar bei konventioneller Dosis,
   in 9,9% aller Fälle nach Daunorubicin
bei Dosen von im Mittel (und insgesamt) 780 mg/m^2 gerechnet werden (Brit. med. J., Editorial, Vol. 4, 1974, S. 431).

Die kritischen Dosen werden nicht einheitlich angegeben. Nach GILLANDOGA et al. (1976) treten Nebenwirkungen in 16% der Fälle nach Behandlung mit Adriamycin, aber nur in 2% nach Behandlung mit Daunomycin auf. Die Natur der Grundkrankheit sei gleichgültig. Die Zahlen sollen dann „verbindlich" sein, wenn die Gesamtdosis jeweils nicht über 500 mg/m^2 anstiege. Nach unserem Eindruck ist es so, daß wenn bei einer Dosis von 20 bis 30 mg/m^2/pro Tag, das Ganze drei Wochen lang, geblieben wird, cardiomyopathische Zustände vermieden werden können (MIDDLEMAN et al., 1971).

Was findet man pathologisch-anatomisch?
Die Herzen sind übergewichtig, die Kammerwände mäßig verdickt, das spezifische Gewicht ist größer geworden, die Muskulatur fühlt sich lederartig an. Der mikroskopische Befund sei am Beispiel einer 58 Jahre alt gewordenen Frau, die an einem retroperitonealen Spindelzellsarkom gelitten hatte, dargestellt. Die Verstorbene hatte eine Gesamtdosis von 1 600 mg Adriblastin, also ein Vielfaches der empfohlenen Maximaldosis, erhalten. Am meisten imponierte die diffus ausgebreitete Fibrose, offenbar die Folge eines inveterierten Ödemes. Dabei war es zu einer Rarefizierung der kontraktilen Substanz gekommen (Abb. 13). Die Z-Streifen ließen einige Unregelmäßigkeiten mit Diastase erkennen (Abb. 14). Das bedeutet, daß eine starke Lockerung der Insertionsfelder der Myofibrillen entstanden sein mußte. Endlich fanden sich elektronendichte Korpusmuskeln vor allem in den Mitochondrien.

Die Pathologen sind einig, daß die Hauptbefunde so oder so ähnlich beschaffen sind; einige Autoren haben ghost-Zellen, wohl als Folge stärkerer Entparenchymisierung, gesehen (LEFRAK et al., 1973; HALAZUN et al., 1974; APPELBAUM et al., 1976).

Nach Cyclophosphamidtherapie sah man Herzmuskelnekrosen, angiitische Prozesse, Blutungen und eine Begleitpericarditis (SLAVIN et al., 1975), nach Busulfan (1,4-Dimethansulfonylbutan) eine parietale Endocard-, aber auch eine Lungenfibrose (WEINBERGER et al., 1975).

Natürlich ist die Adriblastinwirkung in der Gewebekultur untersucht worden (HASKELL und SULLIVAN, 1974). Ursprünglich sah man den pathogenetischen Drehpunkt in einer Störung der RNS- und DNS-Polymerasen, also einer solchen der Proteinsynthese (BUJA et al., 1973), heute wird die Vorstellung von der morphogenetischen Leistung des vermehrten

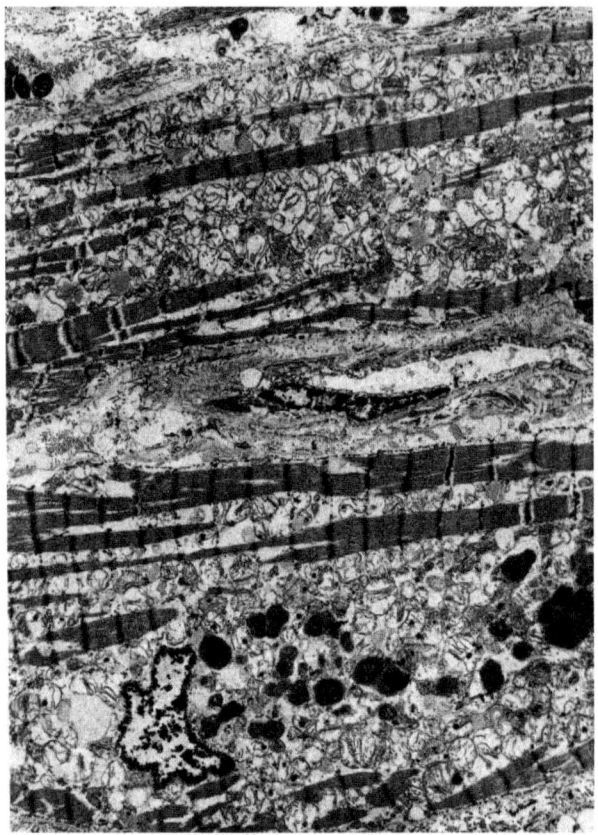

Abb. 13. Adriblastinkardiomyopathie. Vergleiche die Zellstrukturen mit denen der Abb. 1! Hier: Verschmälerung und Reduktion der Myofibrillen, scheinbare Vermehrung der Mitochondrien, Ablagerung von dichten Pigmentschollen im perinukleären Feld (kein eigentliches Lipofuszin i.e.S.), interstitielle Fibrose. Das Untersuchungsgut wurde postmortal gewonnen. Elektr.-mikr. Aufnahme. Vergr. 2760:1

Calciumeinstromes auch hier erörtert (KUSHNER et al., 1975). Die elektronendichten Korpuskeln hatten wir erwähnt. Es frägt sich nur, wer oder was angefangen hat: Calciumphanerose wie bei Digitalis-, Calciumeinstrom wie bei Katecholaminwirkungen oder SELYEscher Herzmuskelschädigung, oder es ist doch primär der Eingriff in den Zellkernstoffwechsel, der vielleicht zur Ausbildung einer „Unsinn-DNS" führt, welche für die Zelle nicht verwertbar ist.

Seit etwa 10 Jahren liest man, und der sog. MELLINGER-Report in den USA für die Jahre 1967 und 1968 hatte die Debatte angefacht, daß Patienten mit *Prostatacarcinom* und Behandlung durch Stilböstrol

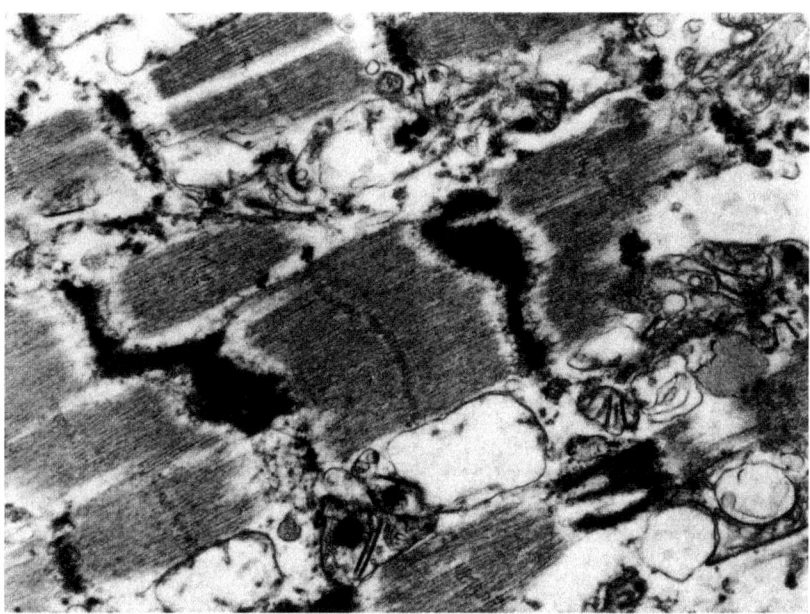

Abb. 14. Adriblastinkardiomyopathie. Gleiches Präparat wie in Abb. 13 bei stärkerer Vergrößerung der zellulären Strukturen. Irreguläre aufgebaute Z-Streifen mit verdichteter und unregelmäßig verbreiteter Struktur als morphologisches Äquivalentbild eines frustranen und inzipient arretierten Hypertrophieprozesses der Herzmuskelzelle. Elektr.-mikr. Aufnahme. Vergr. 20000:1

(mit Östrogenen) eine schlechtere 5-Jahres-Überlebens-Chance hätten (HANASH et al., 1970; BENNETT et al., 1970; BELT und SCHRÖDER, 1977). Die Kranken hätten zwar keine stärkere Arterio-, insbesondere Coronarsklerose als die Menschen des vergleichbaren Lebensalters, aber sie seien gefährdet, sie stürben *mehr* an einer muskulären Herzinsuffizienz. Unser eigenes Untersuchungsgut ist zu klein, um die Bildung eines klaren Urteils zu ermöglichen. Wir möchten daher anregen, Prostatacarcinom-Kranke unter Östrogenbehandlung kardial besonders sorgfältig zu betreuen, um Überraschungen zu vermeiden.

Psycholytica und Myocard machen ein eigenes Kapitel aus. Bei der eminenten Verbreitung des Gebrauches sog. Psychopharmaka fällt diese „Drogen-Cardiopathie" nicht recht ins Gewicht. Die Pharmakotherapie des gestörten Seelenlebens durch die aus Ostasien durch holländische Kolonisatoren mitgebrachten Opiumalkaloide reicht weit zurück. Auf die Alterationen des Myokard durch Alkaloide kommen wir anhangsweise zu sprechen. Zunächst seien einige Bemerkungen zur *„Lithium-Cardiomyopathie"* gestattet:

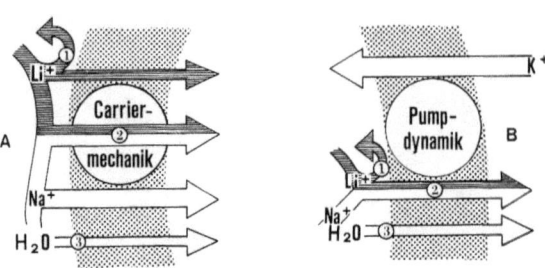

Lithiumbewegung (nach Singer u. Rotenberg, 1973)

Abb. 15.

Lithium als Therapeuticum ist der Klinik seit mehr als 100 Jahren bekannt. GARROD d.Ä. (in England) hatte Lithium in die Therapie der Uratgicht eingeführt. Lithium wird seit 1949 in der Behandlung manisch Depressiver verwendet. Man wurde natürlich bald auf Nebenwirkungen (Tremor, Polyurie und Polydipsie, Struma und Myxödem, Knöchel- und Gesichtsödeme, lichenoide Hauterscheinungen) aufmerksam, unter denen Kropf und Herzmuskelveränderungen (SCHOU, 1974) herausragen.

Lithiumcarbonat (-sulfat, -azetat) ist geeignet, den für die Dauerbehandlung erforderlichen Blutserumspiegel von 0,8 bis 1,0 mval/l aufzubauen und zu erhalten. Lithiumsalze werden vom Magen-Darm aus vorzüglich resorbiert. Den weiteren Weg des Lithium in den Parenchymzellen, besonders im Herzmuskel, stellt man sich so vor (Abb. 15):

1. Lithium ist ein unvollständiges Substitut anderer Kationen, die am Ionentransfer der Zellen teilnehmen.

2. Lithium ist für das milieu intérieur der Zellen, die Lithium aufgenommen haben, nicht gleichgültig (SINGER und ROTENBERG, 1973); es bewirkt Interferenzen im Natrium-Kalium-Stoffwechsel (KLEINERT, 1974).

Lithium scheint Kalium aus dem Zellinneren zu verdrängen (WELLENS et al., 1975). Es erniedrigt den Noradrenalinspiegel an den Rezeptoren der Nervenzellen, und es nimmt Einfluß auf die 5-Hydroxytryptaminkonzentration. Lithium greift an den Organen am meisten an, in denen der Ionentransport groß und die Polypeptidhormonwirkungen beträchtlich sind. Die toxischen Störungen durch Lithium beginnen bei einer Serumkonzentration von mehr als 1,6 mval/l. Am ehesten treten Kröpfe auf. Sie sehen wie ruhiggestellte, also myxödematische Schilddrüsen mit epithelialer Hyperplasie (TSENG, 1971) aus. Sodann kommt es zu Rhythmusstörungen, vor allem zu Überleitungsstörungen bis hin zum kompletten AV-Block.

Wir verfügen über den *Fall* einer 49jährigen Krankenschwester, die jahrelang unter Haloperidol und Lithiumcarbonat stand. Wir fanden einen stillgelegten Kropf von 140 g. Das Kolloid war eingedickt, Sekretionsvakuolen fehlten. Die Schilddrüse war also mäßig vergrößert und besonders parenchymreich. Das Herz zeigte eine feingesponnene, nahezu diffus ausgebreitete Fibrose (Abb. 16). Die Frau starb, nach Angabe der Klinik, an einem cardiogenen Schock.

Die Untersuchung im Semidünnschnitt ließ an allen Teststellen eine eindrucksvolle Umwandlung der Arbeitsmuskulatur im Sinne der Ausbildung sog. Röhrenfasern mit einer sehr auffälligen Pigmentation erkennen. Diese Befunde erinnern an die Herzmuskelschäden durch Kaliummangel (DOERR, 1970); um welches Pigment es sich handelt, ist nicht geklärt, die Eisenreaktion ist negativ.

Wenden wir unseren Blick auf Tabelle 1 zurück. Wir sind an der Grenzlinie zwischen mittlerem und unterem Drittel angelangt. Es wäre noch sehr vieles zu sagen. Wo auch immer eine Grenze unseres Berichtes gezogen würde, sie müßte willkürlich sein. Wir möchten bei den toxischen Schädigungen des Herzmuskels bleiben und eine Auseinandersetzung mit den physikalischen Läsionen zurückstellen.

Wir verdanken Herrn Prof. W. KRAULAND, Berlin, die Möglichkeit, Gewebestücke aus den Herzen *zweier tödlicher Vergiftungsfälle durch Opiumalkaloide* (Heroin, Haschisch) zu untersuchen. In beiden Fällen handelte es sich um junge Männer. Die Dosierung des Morphins war eine sehr hohe; im Harn fand der Gerichtschemiker Werte, die bis zum Vierfachen jener betrugen, die man sonst, d.h. in der gerichtsärztlichen Praxis in vergleichbaren Fällen ermitteln kann. Morphologisch imponierte eine akzentuierte *Degeneratio adiposa cordis,* d.h. eine körnig-tropfige Einlagerung sudanophiler Substanzen in den Muskelfasern (Abb. 18), die sich nach elektronenmikroskopischer Untersuchung des *gleichen* Objektes (nach der Methode von ROSSNER, 1971) als „tropfige Entartung" der Tubuli transversales erweist. Der „Tod des Herzmuskels" war möglicherweise ein solcher durch Utilisationsinsuffizienz, durch Behinderung der kanalikulären Bewegung des Transportgutes, d.h. ein solcher „auf molekularer Ebene". Selbstverständlich sollten Morphinvergiftungen nicht nur sub specie desintegrationis cordis gesehen werden.

Handelte es sich bei diesen beiden Fällen um akute bzw. akutrezidivierte „Insulte" am Herzen, stellt die *alkoholische Cardiomyopathie* ein Phänomen dar, das einem im ärztlichen Alltag zunehmend begegnet. Es stellt auch eigene therapeutische Probleme. Die *Myocardie alcoolique* ist seit 50 Jahren gut durchgearbeitet (Lit. bei DOERR, 1970). Die Leichenherzen der „Potatores strenui" zeigten Veränderungen nicht unähnlich dem Beri-Beri-Herzen. Die modernen Katheteruntersuchungen lassen jedoch Störungen am System der Kanälchen (Tubuli transversales), Verquellungen der Cristae mitochondriales, allenfalls ein diskontinuierlich

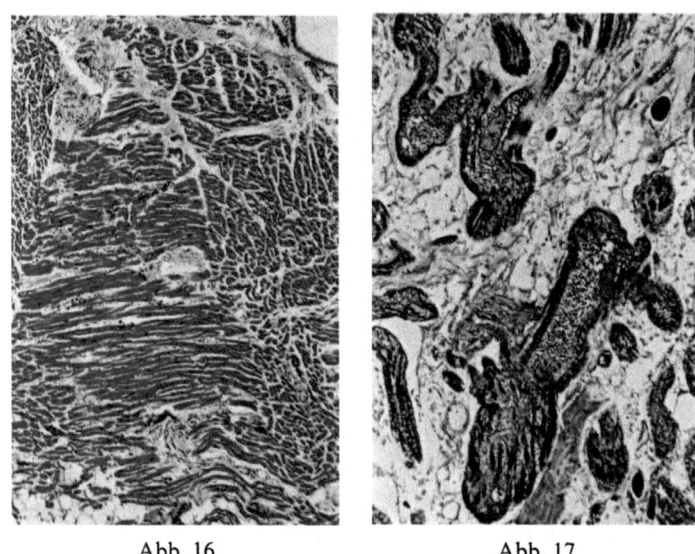

Abb. 16   Abb. 17

Abb. 16. Lithiumkardiomyopathie. Inter- und perimysiale Herzfibrosierung. Gegend der dorsalen AV-Grenze. Der Fibrosierungstyp gleicht formal vollständig dem bei der Adriblastinkardiomyopathie. Masson-Goldner. Mikr. Aufnahme, Vergr. 80:1

Abb. 17. Lithiumkardiomyopathie. Gleicher Fall wie in Abb. 16. Transformation der Herzmuskelzelle zu sog. Röhrenfasern als Ausdruck eines intrazellulären Ödems mit Reduktion des kontraktilen Proteins. Umbettung des Untersuchungsgutes aus Paraffin in Kunststoff mit nachfolgender halbdünner Schnittechnik. Mikr. Aufnahme. Vergr. 500:1

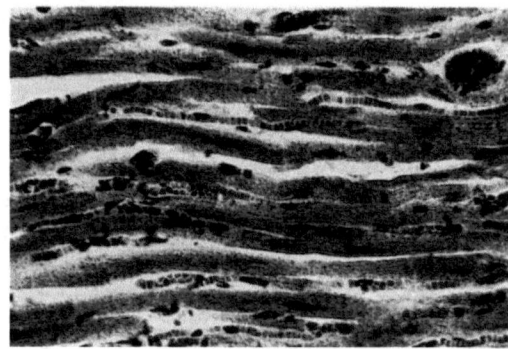

Abb. 18. Akute Morphinvergiftung. Diffus angelegte, dichte feintropfige Herzmuskelverfettung. Gefrierschnitt, Fettfärbung. Präparat des Herrn Professor KRAULAND, fotografisch mit freundlicher Erlaubnis wiedergegeben. Mikr. Aufnahme. Vergr. 200:1

ausgebreitetes Ödem erkennen (Abb. 20); BULLOCH und PEARCE, 1977).
Die Ektasie der Kanälchen legt den Gedanken nahe, daß Alkoholikerherzen ebenfalls durch eine Utilisationsinsuffizienz gefährdet sind: Es liegt kein Mangel an Energielieferanten vor, die Coronararterien sind in Ordnung, aber die Ektasie der Tubuli transversales verhindert die Calciumfluxe und dadurch die elektromechanische Koppelung. *Die alkoholische Cardiomyopathie ist ein Herz ohne Reserven.* Jede akzidentelle Belastung kann einen Herzstillstand in Diastole zur Folge haben.

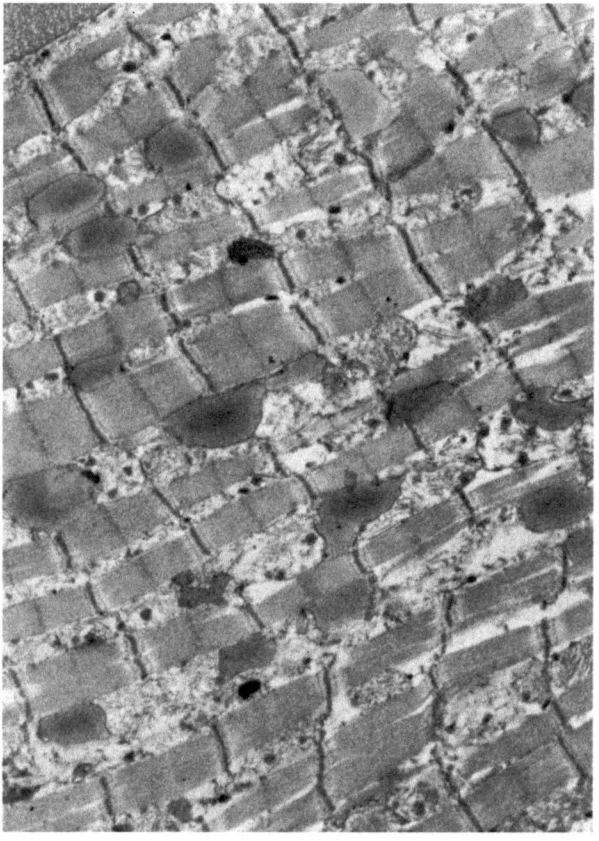

Abb. 19. Akute Rauschgiftintoxikation. Gleicher Fall und gleiches Schnittpräparat wie in Abb. 18. Auch hier liegt die Verfettung im interfibrillären Stoffwechselraum der Herzmuskelzelle (vgl. Abb. 6 und 12!). Die elektronenmikroskopische Untersuchung zeigt jedoch, daß es sich hierbei *nicht* um juxtamitochondriale Ablagerung von Fett im sarkoplasmatischen Raum handelt. *Vielmehr* ist es zu einer fettigen Imbibition der transversalen Tubuli gekommen. Morphologisches Äquivalent des perakuten Verlaufs einer Utilisationsinsuffizienz. Schnittumbettung und elektronenmikroskopische Präparation nach dem KMU-Prinzip von ROSSNER (1971). Elektr.-mikr. Aufnahme. Vergr. 8160:1

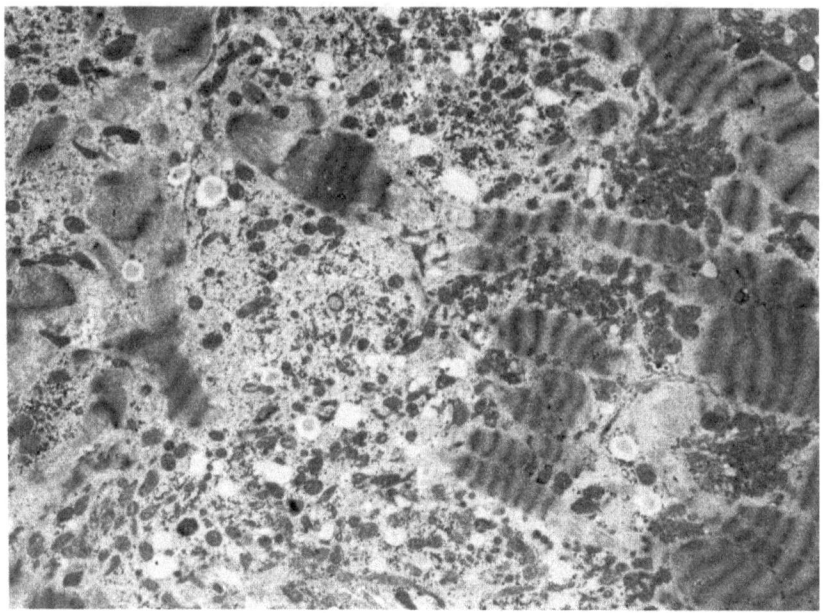

Abb. 20. Alkoholische Kardiomyopathie. Herzmuskelstruktur nach endomyokardialer Biopsie. Teils amorphe, teils kleinpartikuläre Auflockerung des Grundsarkoplasma mit kleinen, dichten Mitochondrien, die nur scheinbar in ihrer Gesamtheit reduziert sind. Reduktion und Texturstörung der Myofilamentbündel der Herzmuskelzelle. Elektr.-mikr. Aufnahme. Vergr. 4080:1

„Anschauung ohne Begriffe ist blind, Begriffe ohne Anschauung sind leer"! Mit diesen Worten von IMMANUEL KANT (DRESCHER, 1974) möchten wir schließen. wir wollten *beides* geben, einen Begriff von den *Möglichkeiten* einer Therapiewirkung und eine Anschauung von dem *Schauplatz* der Ereignisse. Möchten sich beide Leitmotive unserer Arbeit zu einem Ganzen zusammenfinden.

Zusammenfassung

Therapeutische Schädigungen des menschlichen Herzmuskels werden in der überwiegenden Zahl aller Fälle durch Arzneimittel, durch Störungen der Transmineralisation, das Ganze auf dem Hintergrund präexistenter krankhafter Veränderungen hervorgerufen. Wir hatten versucht, einige Befundgruppen herauszustellen:

1. Eine Veränderung des anatomischen Krankheitsbildes des Herzinfarktes durch quantitative Reduktion der Anzahl der Coronarthromben,

wahrscheinlich infolge der umsichtig betriebenen Antikoagulantienmedikation, nimmt in den letzten Jahren eine greifbare Gestalt an.

2. Die Digitalisüberdosierung (in toxische Bereiche) induziert eine nahezu elektive Verfettung der spezifischen Muskulatur. Geringere Dosen alterieren Mitochondrien und Fibrillen des muskulären Triebwerkes. Kleinere Dosen, über lange Zeit gegeben, können in den Kalium-Umsatz eingreifen und Kalium-Mangel-Veränderungen an den Muskelfasern erzeugen, die mit einer gesteigerten Verfügbarkeit des Calcium (=Calciumphanerose) gekoppelt sind.

3. Die Elektrolytsteroidcardiopathie im Sinne von HANS SELYE ist nach ihrer formalen Pathogenese nicht einheitlich. *Einmal* handelt es sich auch hier um − freilich potenzierte − Kaliummangelsituationen (Folge: Elektrolytsteroidcardiopathie mit Hyalinosen=ESCH), *zum anderen* um eine exzessive Calcium-Ionen-Einwärts-Fluxe. Diese induziert eine exzessive Steigerung der Myofibrillen-ATPase. Dadurch werden die energiereichen Phosphate aufgebraucht, und es resultiert eine Nekrobiose der Muskelfasern (=ESCN, also Elektrolytsteroidcardiopathie mit Nekrosen). Alle Katecholaminpräparate induzieren derlei Veränderungen. Das therapeutische Risiko kann beträchtlich sein. Die „historischen" Erschöpfungsnekrosen des Myokard (FROBOESE) sind in diesem Sinne zu erklären.

4. Hohe und über längere Zeit gegebene Glukokortikoiddosen machen Veränderungen in den quantitativen Relationen der Organellen der Myokardfaser. Diese bemerkenswerten Vorgänge können nur durch eine quantitative morphometrische Analyse erfaßt werden. Es wird erörtert, ob nicht die Cortisoncardiomyopathie eine der Ursachen krisenhafter kardialer Versagenszustände sein könnte.

5. Zytostatika greifen wahrscheinlich in den Zellkernstoffwechsel ein. Sie induzieren möglicherweise die Bildung einer „Unsinn-DNS". Am Beispiel der Adriblastincardiomyopathie wird der Typus der Veränderungen erläutert.

6. Die Lithium-Cardiomyopathie läuft auf eine Kaliummangelsituation hinaus. Man findet Reifen- und Röhrenfasern mit exzessiver Pigmentbeladung (Lipofuszinose?).

7. Rauschgiftschädigungen des Herzmuskels können mit exzessiver Verfettung der Muskelfasern, und zwar mit Fetteinlagerung in die Tubuli transversales einhergehen. Alkoholisch-toxische Schädigungen des Myokard induzieren eine Ektasie der Tubuli transversales. Alle diese Veränderungen kann man auf den Hauptnenner der Utilisationsinsuffizienz bringen.

Hern Prof. Dr. W. KRAULAND, Direktor des Institutes für Rechtsmedizin der Freien Universität Berlin, danken wir für die Zusendung von Schnitten und Gewebestücken interessanter Beobachtungen und mancherlei anregende Bemerkungen. Für technische Hilfe haben wir Frau E. WÜBKEN sowie den Herren GEORG BERG, H. DERKS, P. RIEGER und P. SCHUBACH zu danken.

Literatur

ABRAMS, W., HITZENBERGER, G., ŠMAHEL, O.: Die Pharmakotherapie des kardiovaskulär-renalen Systems. In: H.P. KUEMMERLE, E.R. GARRETT und K.H. SPITZY, Klinische Pharmakologie und Pharmakotherapie, S. 475. München-Berlin-Wien: Urban & Schwarzenberg 1971

APPELBAUM, F.R., STRAUCHEN, J.A., GRAW, R.G.: Acute lethal carditis caused by high dose combination chemotherapy. Lancet **1976** I, 58–62

BAJUSZ, E.: Conditioning factors for cardiac necrosis. Basel-New York: Karger 1963

BELT, E., SCHRÖDER, F.H.: Oestrogenbehandlung des Prostatacarcinoms nach totaler Prostatektomie: Überlebensraten und cardiovasculäre Komplikationen in den Serien von Mellinger und Belt. Urologe A **10**, 56 (1977)

BENNET, A.H., DOWD, J.B., HARRISON, J.H.: Estrogen and survival data in carcinoma of the prostate. Surg. Gynec. Obstet. **130**, 505 (1970)

BERSCH, W., BÜHLER, F.: Pathologische Anatomie der sogenannten Epinephrin-Myokarditis beim Menschen. Verh. dtsch. Ges. Path. **56**, 502 (1972)

BERSCH, W., BÜHLER, F., KREINSEN, U.: Ein pathomorphologischer Beitrag zur Kenntnis der sog. Epinephrin-Myokarditis. Virchows Arch. Abt. A **366**, 45 (1973)

BORCHARD, F.: The adrenergic nerves of the normal and the hypertrophied heart. In: W. BARGMANN und W. DOERR, Normale und pathologische Anatomie, Bd. 33. Stuttgart: Thieme 1977

BÜHLER, F., BERSCH, W., KREINSEN, U.: Zur Pathomorphologie der sog. Epinephrin-Myokarditis nach Gabe von Hypertensin. Virch. Arch. Abt. A **363**, 249 (1974)

BÜSING, C.M.: Untersuchungen zur Frage des akuten Rechtsherzversagens. Habilitationsschrift Med. Fakultät Mannheim 1976

BUJA, L.M., FERRANS, V.J., MAYER, R.J., ROBERTS, W.C., HENDERSON, E.S.: Cardiac ultrastructural changes induced by daunorubicin therapy. Cancer (Philad.) **32**, 771 (1973)

BULLOCH, R.T., PEARCE, M.B.: Myocardial lesions in cardiomyopathies. In: G. RIECKER, A. WEBER, J. GOODWIN, Myocardial failure, p. 251. Berlin-Heidelberg-New York: Springer 1977

BURG, J.R., MOSELY, H.ST., LINDELL, TH.D., KREMKAU, E.L., FLETCHER, W.S.: Evaluation of cardiac function during adriamycin therapy. J. surg. Oncol. **6**, 519 (1974)

COLE, M.P., TODD, J.D.H., WILKINSON, P.M.: A preliminary trial of doxorubicin in advanced breast cancer and other malignant disease. Brit. J. Cancer **29**, 114 (1974)

Daunorubicin and the Heart: Brit. med. J. **1974** (Vol. 4), p. 431

DOERR, W.: Über die Ursachen bestimmter Formen sogenannter kardialer Rechtsinsuffizienz. Z. Kreisl.-Forsch. **40**, 92 (1951)

DOERR, W.: Die Morphologie des Reizleitungssystemes, ihre Orthologie und Pathologie. In: K. SPANG, Rhythmusstörungen des Herzens, S. 33. Stuttgart: Thieme 1957

DOERR, W.: Allgemeine Pathologie der Organe des Kreislaufs. In: Handb. allg. Path., Bd. III, Teil 4, S. 205ff. Berlin-Göttingen-New York: Springer 1970

DOERR, W.: Plötzlicher Herztod – Morphologische Aspekte. Verh. dtsch. Ges. inn. Med. **78**, 944 (1972)

DOERR, W.: Herz und Gefäße. In: W. DOERR, Organpathologie, Bd. I, S. 1 (27). Stuttgart: Thieme 1974

DOERR, W.: Morphologische Äquivalente bei Rhythmusstörungen des Herzens. Verh. dtsch. Ges. inn. Med. **81**, 36 (1975)

DOERR, W.: The pathogenesis of cardiac infarction. Virchows Arch. Abt. A **373**, 177 (1977)

DOERR, W., HÖPKER, W.-W., ROSSNER, J.A.: Neues und Kritisches vom und zum Herzinfarkt. Sitzungsber. Heidelberg. Akad. Wiss., math.-naturw. Kl., 4. Abh. Berlin-Heidelberg-New York: Springer 1974

DOERR, W., KAYSER, K.: Koronarthrombose und Herzinfarkt. In: Der Herzinfarkt. Schettler, G., et al. (Hrsg.) S. 103. Stuttgart: Schattauer 1977

DOERR, W., ROSSNER, J.A., DITTGEN, R., RIEGER, P., DERKS, H., BERG, G.: Cardiomyopathie, idiopathische und erworbene. Sitzungsber. Heidelberg. Akad. Wiss., math.-naturw. Kl., 5. Abh. Berlin-Heidelberg-New York: Springer 1976

DOERR, W., SCHIEBLER, TH.: Pathologische Anatomie des Reizleitungssystems. In: BARGMANN, W. und W. DOERR, Das Herz des Menschen, Bd. II, S. 824. Stuttgart: Thieme 1963

DÖRKEN, H.: Aktuelle Fragen zum Herzinfarkt 1974. Lebensvers. Med. **26**, 25 (1974).

DRESCHER, S.: Wer war Kant? Teilkapitel: Unsere Zeit und Kant. Pfullingen: Neske 1974

FLECKENSTEIN, A.: Stoffwechselprobleme bei der Myokard-Insuffizienz. Verh. dtsch. Ges. Path. **51**, 15 (1967)

FLECKENSTEIN, A.: Myokardstoffwechsel und Nekrose. In: L. HEILMEYER und H.-H. HOLTMEIER, Herzinfarkt und Schock, S. 94. Stuttgart: Thieme 1968

FLECKENSTEIN, A.: Pathophysiologische Kausalfaktoren bei Myokardnekrose und Infarkt. Wien. Z. inn. Med. **52**, 133 (1971)

FLECKENSTEIN, A.: Physiologie und Pharmakologie der transmembranären Kalium- und Calciumbewegungen. Arzneimittel-Forsch. **22**, 2019 (1972)

FLECKENSTEIN, A.: Metabolische Faktoren bei der Entstehung von Myokardnekrosen und Mikroinfarkten. Triangel **14**, 27 (1975)

FERRANS, V.J.: Ultrastructural of degenerated muscle cells in patients with cardiac hypertrophy. In: G. RIECKER, A. WEBER, J. GOODWIN, Myocardial failure, p. 185. Berlin-Heidelberg-New York: Springer 1977

FROBOESE, C.: „Erschöpfungsnekrosen" des Herzmuskels. Zieglers Beitr. **95**, 496 (1935)

GETZOWA: cf. HAUSMANN u. GETZOWA

GILLANDOGA, A.C., MANUEL, C., TAU, C.T.C., WOLLNER, N., STERNBERG, S.S., MURPHY, M.L.: The cardiotoxicity of adriamycin and daunomycin in children. Cancer (Philad.) **37**, 1070 (1976)

GROSS, F.: Vom Nutzen und Schaden der Arzneimittel. Bern-Stuttgart-Wien: H. Huber 1977

HALAZUN, J.F., WAGNER, H.R., GAFTA, J.F., SINKS, L.F.: Daunorubicin cardiac toxicity in children with acute lymphocytic leukemia. Cancer (Philad.) **33**, 545 (1974)

HANASH, K.A., TAYLOR, W.F., GREENE, L.F., KOTTKE, B.A., TITUS, J.L.: Relationship of estrogen therapy for carcinoma of the Prostate to atherosclerotic cardiovascular disease: A clinicopathologic study. J. Urol. (Baltimore) **103**, 467 (1970)

HASKELL, CH.M., SULLIVAN, A.: Comparative survival in tissue culture of normal and neoplastic human cells exposed to adriamycin. Cancer Res. **34**, 2991 (1974)

HAUSMANN, M., GETZOWA, S.: Ein Paragangliom des Zuckerkandlschen Organs mit gleichzeitiger Herz- und Nierenhypertrophie. Schweiz. med. Wschr. **52**, 889, 911 (1922)

HECHT, A.: Einführung in experimentelle Grundlagen moderner Herzmuskelpathologie. Jena: Gustav Fischer 1970

HERING, H.E.: Der Sekundenherztod mit besonderer Berücksichtigung des Herzkammerflimmerns. Berlin: Springer 1917

HITZENBERGER, G., SCHÜCK, O., ŠMAHEL, O., STRAUER, B.-E.: Die Pharmakotherapie des kardiovaskulärrenalen Systems. In: H.P. KUEMMERLE, E.R. GARRETT und K.H. SPITZY, Klinische Pharmakologie und Pharmakotherapie, 3. Aufl. S. 684. München-Berlin-Wien: Urban & Schwarzenberg 1976

HOFMANN, W., SCHLEICH, A., WEIDINGER, H., WIEST, W.: Der Einfluß von β-Sympaticomimetica und sogenannter Ca^{++}-antagonistischer Hemmstoffe auf den menschlichen Herzmuskel in vitro. Virchows Arch. Abt. A **373**, 85 (1977)

KETELSEN, U.-P., FREUND-MÖLBERT, E., STRUCK, E.: Zur Pathomorphologie der Corticoidmyopathie. Ultrastrukturelle Veränderungen des Plasmalemms der Skelett- und Herzmuskelzelle im Vergleich zur intrazellulären Reaktion. Beitr. Path. **153**, 133 (1974)

KISHI, T., FOLKERS, K.: Prevention by coenzyme Q_{10} (NSC-140 865) of the inhibition by adriamycin (NSC-123 127) of coenzyme Q_{10} enzymes. Cancer Treatment Reports Bethesda **60**, 223 (1976)

KLEINERT, M.: Myokardiopathie unter Lithiumtherapie. Med. Klin. **69**, 494 (1974)

KLEUER, P., DONNER, L., KOŽENÁ, J.: Daunorubicin and adriamycin in the treatment of leukemia. Neoplasma **20**, 87 (1973)

KONRADT, J.: Lichtmikroskopische und elektronenmikroskopische Untersuchungen am Herzmuskel der Ratte nach chronischer Digitalisapplikation. I.D. Heidelberg 1969

KONRADT, J., NEMETSCHEK-GANSLER, H.: Lichtmikroskopische und elektronenmikroskopische Untersuchungen am Herzmuskel der Ratte nach chronischer Digitalis-Applikation. Virchows Arch. Abt. A **350**, 9 (1970)

KREINSEN, U., BÜSING, C.M.: Experimentelle Herzmuskelnekrosen bei der Ratte nach Gabe von 1-Noradrenalin und Strophanthin. Virchows Arch. Abt. A **367**, 47 (1975)

KUSHNER, J.P., HANSEN, V.L., HAMMAR, S.P.: Cardiomyopathy after widely separated courses of adriamycin exacerbated by actinomycin-D and mithramycin. Cancer (Philad.) **36**, 1577 (1975)

LEFRAK, E.H., PITHA, J., ROSENHEIM, S., GOTTLIEB, J.A.: A clinicopathological analysis of adriamycin cardiotoxicity. Cancer (Philad.) **32**, 302 (1973)

LENAZ, L., PAGE, J.A.: Cardiotoxicity of adriamycin and related anthracyclines. Cancer Treatment Reviews **3**, 111 (1976)

MALL, G., REINHARD, H.: Morphometrische Untersuchungen am Rattenherzen nach hochdosierter Gabe von Cortisol. Herbsttagung Dtsch. Ges. Path., Mainz 8. October 1977. Verh. dtsch. Ges. Path. 61 (im Druck)

MASON, D.T., MILLER, R.R.: Ventrikelfunktion und Indikationen für Digitalis. In: H. ROSKAMM und CH. HAHN, Ventricular function at rest and during exercise, p. 109. Berlin-Heidelberg-New York: Springer 1976

MIDDLEMAN, E., LUCE, J., FREI III, E.: Clinical trials with adriamycin. Cancer (Philad.) **28**, 844 (1971)

MÖLLER, K.O.: Pharmakologie, 3. Aufl. Basel-Stuttgart: B. Schwabe 1958

MORGAN, A.D.: The pathogenesis of coronary occlusion. Oxford: Blackwell 1956

PAGE, S.: Aspekte kardialer Ultrastrukturen in Beziehung zur Funktion. In: H. ROSKAMM und CH. HAHN, Ventricular function at rest and during exercise, p. 5. Berlin-Heidelberg-New York: Springer 1976

RAUTE-KREINSEN, U., DÖHNERT, G., BÜSING, C.M.: Experimentell induzierte Herzmuskelfasernekrosen nach Praemedikation mit Strophanthin. Virchows Arch. Abt. A **370**, 141 (1976)

RINEHART, J.J., LEWIS, R.P., BALCERZAK, ST.P.: Adriamycin cardiotoxicity in man. Ann. intern. Med. **81**, 475 (1974)

RONA, G., KAHN, D.S.: The healing of cardiac necrosis as reflected by experimental studies. Meth. Achievm. exp. Path. **3**, 200 (1967)

ROSSNER, J.A.: Morphologische Untersuchungen an identischen Strukturen im Licht- und Elektronenmikroskop mit der kontinuierlichen Untersuchungstechnik (KMU-Technik). Verh. dtsch. Ges. Path. **55**, 824 (1971)

ROSSNER, J.A.: Morphologische Aspekte der Cardiomyopathie. Antrittsvorlesung als Privat-Dozent, Med. Fakultät Heidelberg am 23. April 1976

SCHAPER, W., FLAMENG, W., WINKLER, B., WÜSTEN, B., TÜRSCHMANN, W., NEUGEBAUER, G., CARL, M., PASYK, S.: Quantification of collateral resistance in acute and chronic experimental coronary occlusion in the dog. Circulat. Res. **39**, 371 (1976)

SCHAPER, W., PASYK, ST.: Influence of collateral flow on the ischemic tolerance of the heart following acute and subacute coronary occlusion. Circulation **53**, Suppl. I, 57 (1976)

SCHOU, M.: Heutiger Stand der Lithium-Rezidivprophylaxe bei endogenen affektiven Erkrankungen. Nervenarzt **45**, 397 (1974)

SELYE, H.: Beteiligung der Steroide bei der Genese arzneimittelbedingter morphologischer Veränderungen. Verh. dtsch. Ges. Path. **56**, 191 (1972a)

SELYE, H.: Prophylaxe verschiedener experimenteller Herz- und Gefäßkrankheiten durch katatoxische Steroide. Verh. dtsch. Ges. Path. **56**, 215 (1972b)

SELYE, H.: Experimental cardiovascular diseases. Berlin-Heidelberg-New York: 1970, 2 Bände

SIEBECK, R.: Die prämorbide Persönlichkeit. In: C. ADAM und F. CURTIUS, Individualpathologie, S. 16. Jena: G. Fischer 1939

SINGER, I., ROTENBERG, D.: Mechanisms of lithium action. New Engl. J. Med. **289**, 254 (1973)

SLAVIN, R.E., MILLAN, J.C., MULLINS, G.M.: Pathology of high dose intermittent of cyclophosphamide therapy. Human Path. **6**, 693 (1975)

SZAKÁCS, J.E., CANNON, A.: 1-norepinephrine myocarditis. Amer. J. clin. Path. **30**, 425 (1958)

TSENG, LEN H.: Interstitial myocarditis probably related to Lithium carbonate intoxication. Arch. Path. **92**, 444 (1971)

UGORETZ, R.J.: Cardiac effects of doxorubicin therapy of neoplasms. J. Amer. med. Ass. **236**, 295 (1976)

WALLIS, J.: Altersbestimmung der Coronarthrombose beim Herzinfarkt. ID. Heidelberg 1977

WEINBERGER, A., PINKHAS, J., SANDBANK, U., SHAKLAI, M., VRIES, A. DE: Endocardial fibrosis following busulfan treatment. J. Amer. med. Ass. **231**, 495 (1975)

WELLENS, H.J., MANGER, V., DÜREN, D.R.: Symptomatic sinus node abnormalities following carbonate therapy. Amer. Med. **59**, 285 (1975)

Sitzungsberichte der Heidelberger Akademie der Wissenschaften
Mathematisch-naturwissenschaftliche Klasse
Erschienene Jahrgänge

Inhalt des Jahrgangs 1968:
1. A. Dinghas. Verzerrungssätze bei holomorphen Abbildungen von Hauptbereichen automorpher Gruppen mehrerer komplexer Veränderlicher in eine Kähler-Mannigfaltigkeit. (vergriffen).
2. R. Kiehl. Analytische Familien affinoider Algebren. (vergriffen).
3. R. Düren, G.-P. Raabe und Ch. Schlier. Genaue Potentialbestimmung aus Streumessungen: Alkali-Edelgas-Systeme. (vergriffen).
4. E. Rodenwaldt. Leon Battista Alberti – ein Hygieniker der Renaissance. (vergriffen).

Inhalt des Jahrgangs 1969/70:
1. N. Creutzburg und J. Papastamatiou. Die Ethia-Serie des südlichen Mittelkreta und ihre Ophiolithvorkommen. (vergriffen).
2. E. Jammers, M. Bielitz, I. Bender und W. Ebenhöh. Das Heidelberger Programm für die elektronische Datenverarbeitung in der musikwissenschaftlichen Byzantinistik. (vergriffen).
3. M. Knebusch. Grothendieck- und Wittringe von nichtausgearteten symmetrischen Bilinearformen. (vergriffen).
4. W. Rauh und K. Dittmar. Weitere Untersuchungen an Didiereaceen. 3. Teil. (vergriffen).
5. P. J. Beger. Über „Gurkörperchen" der menschlichen Lunge. (vergriffen).

Inhalt des Jahrgangs 1971:
1. E. Letterer. Morphologische Äquivalentbilder immunologischer Vorgänge im Organismus. (vergriffen).
2. J. Herzog und E. Kunz. Die Wertehalbgruppe eines lokalen Rings der Dimension 1. (vergriffen).
3. W. Maier. Aus dem Gebiet der Funktionalgleichungen. (vergriffen).
4. H. Hepp und H. Jensen. Klassische Feldtheorie der polarisierten Kathodenstrahlung und ihre Quantelung. (vergriffen).
5. H. Koppe und H. Jensen. Das Prinzip von d'Alembert in der Klassischen Mechanik und in der Quantentheorie. (vergriffen).
6. W. Doerr. Wandlungen der Krankheitsforschung. (vergriffen).
7. K. Hoppe. Über die spektrale Zerlegung der algebraischen Formen auf der Graßmann-Mannigfaltigkeit. (vergriffen).

Inhalt des Jahrgangs 1972:
1. W. H. H. Petersson. Über Thetareihen zu großen Untergruppen der rationalen Modulgruppe. (vergriffen).
2. W. Doerr. Pathologie der Coronargefäße. Anthropologische Aspekte. (vergriffen).
3. H. Bippes. Experimentelle Untersuchung des laminar-turbulenten Umschlags an einer parallel angeströmten konkaven Wand. (vergriffen).
4. K. Goerttler. Stimme und Sprache. (vergriffen).
5. B. L. van der Waerden. Die „Ägypter" und die „Chaldäer". (vergriffen).

Inhalt des Jahrgangs 1973:
1. V. Becker. Form, Gestalt und Plastizität. (vergriffen).
2. H. Neunhöffer. Über die analytische Fortsetzung von Poincaréreihen. (vergriffen).
3. F. W. Rieben. Zur Orthologie und Pathologie der Arteria vertebralis. (vergriffen).
4. W. Doerr. Über die Bedeutung der pathologischen Anatomie für die Gastroenterologie. (vergriffen).

V. H. Bauer. Das Antonius-Feuer in Kunst und Medizin. Supplement zum Jahrgang 1973. DM 58.00.

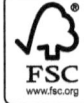

MIX
Papier aus verantwortungsvollen Quellen
Paper from responsible sources
FSC® C105338

If you have any concerns about our products,
you can contact us on
ProductSafety@springernature.com

In case Publisher is established outside the EU,
the EU authorized representative is:
**Springer Nature Customer Service Center GmbH
Europaplatz 3, 69115 Heidelberg, Germany**

Printed by Libri Plureos GmbH
in Hamburg, Germany